계절에 맞춰 먹는
약용식물 효능과 이용

계절에 맞춰 먹는
약용식물 효능과 이용

초판인쇄 · 2014년 4월 25일
초판발행 · 2014년 5월 01일

지 은 이 · 건강생약협회
펴 낸 이 · 김덕자
펴 낸 곳 · 건강생활사

출판등록 · 2012년 09월 12일 제312-2012-000043호
주   소 · 서울 서대문구 홍은1동 453-2 풍림빌딩 3층
전   화 · (02)396-9651~2

I S B N 978-89-98561-11-6 (13510)

계절에 맞춰 먹는

약용식물
효능과 이용

건강생약협회 지음

건강생활사

차례

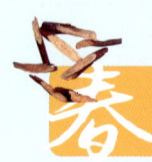 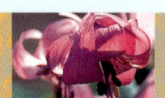

봄 · 약용식물

- 01_ 감초 • 10
- 02_ 냉이 • 14
- 03_ 두릅나무 • 17
- 04_ 둥굴레 • 20
- 05_ 머위 • 23
- 06_ 민들레 • 26
- 07_ 삼지구엽초 • 29
- 08_ 쑥 • 32
- 09_ 얼레지 • 35
- 10_ 풀명자 • 38
- 11_ 화살나무 • 41

 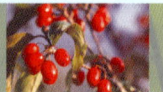

여름 · 약용식물

- 01_ 두충 • 46
- 02_ 매실나무 • 49
- 03_ 박하 • 52
- 04_ 반하 • 54
- 05_ 범의귀 • 57
- 06_ 별꽃 • 60
- 07_ 복숭아나무 • 63
- 08_ 부들 • 66
- 09_ 비파나무 • 69
- 10_ 산수유 • 72

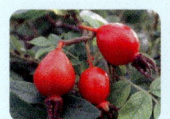 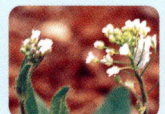 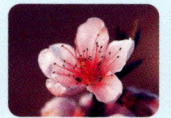 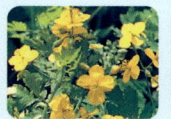 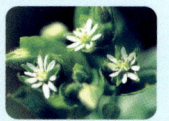

11_ 생열귀 • 75
12_ 수국 • 78
13_ 알로에 • 81
14_ 애기똥풀 • 84
15_ 약모밀 • 87
16_ 여뀌 • 90
17_ 월계수 • 93
18_ 인동덩굴 • 95
19_ 잇꽃(홍화) • 98
20_ 쥐오줌풀 • 101

21_ 지치 • 104
22_ 질경이 • 107
23_ 짚신나물 • 111
24_ 차즈기 • 114
25_ 차풀 • 117
26_ 참나리 • 120
27_ 창포 • 122
28_ 해당화 • 126
29_ 황벽나무 • 128

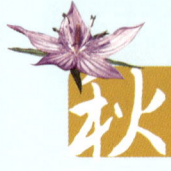

秋 가을·약용식물

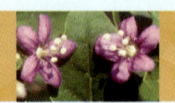

- 01_ 개승마 • 134
- 02_ 개오동 • 137
- 03_ 결명자 • 140
- 04_ 고추나물 • 143
- 05_ 구기자나무 • 146
- 06_ 꼭두서니 • 149
- 07_ 꿩의비름 • 152
- 08_ 더덕 • 155
- 09_ 모과나무 • 158
- 10_ 모란(목단) • 161
- 11_ 무화과나무 • 164
- 12_ 방아풀 • 167
- 13_ 삽주 • 170
- 14_ 쇠무릎 • 173
- 15_ 오갈피나무 • 176
- 16_ 오미자 • 179
- 17_ 오이풀 • 182
- 18_ 율무 • 185
- 19_ 으름덩굴 • 188
- 20_ 인삼 • 191
- 21_ 작약 • 194
- 22_ 잔대 • 197
- 23_ 지황 • 200
- 24_ 참당귀 • 203
- 25_ 참마 • 206
- 26_ 참소리쟁이 • 210
- 27_ 천남성 • 213
- 28_ 호장근 • 216
- 29_ 황기 • 219
- 30_ 회화나무 • 222

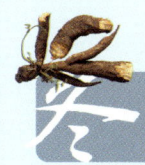 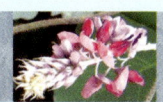

겨울 · 약용식물

01_ 귤나무 • 226
02_ 남천 • 229
03_ 노루발 • 232
04_ 도라지 • 235
05_ 생강 • 238

06_ 소태나무 • 241
07_ 용담 • 244
08_ 차나무(녹차) • 247
09_ 치자나무 • 249
10_ 칡 • 252

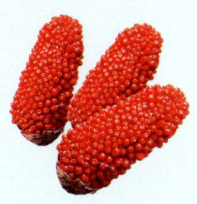

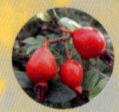
약용식물의 효능을 극대화한
주머니 속의 건강보감!

우리 주변의 들과 산에 산재한 건강 약초, 약용식물들을 알고, 그것을 널리 활용하는 지름길은 역시 어떤 약초가 어떤 효능을 하는지 알아야 하며 그 이전에 수많은 건강 약초와 약용식물들을 자연 속에서 제대로 구별해 낼 줄 알아야 한다.

이 책은 생활 속에서 건강을 찾고 산야에 즐비한 효과 좋은 다양한 약초들을 구별하여 활용할 수 있도록 실제 약용식물 사진들을 전초 사진으로 수록하였으며 채취 시기별로, 약용 부위별로 사진과 함께 해설을 함으로써 실생활에서 유용하게 쓰일 수 있도록 하였다.

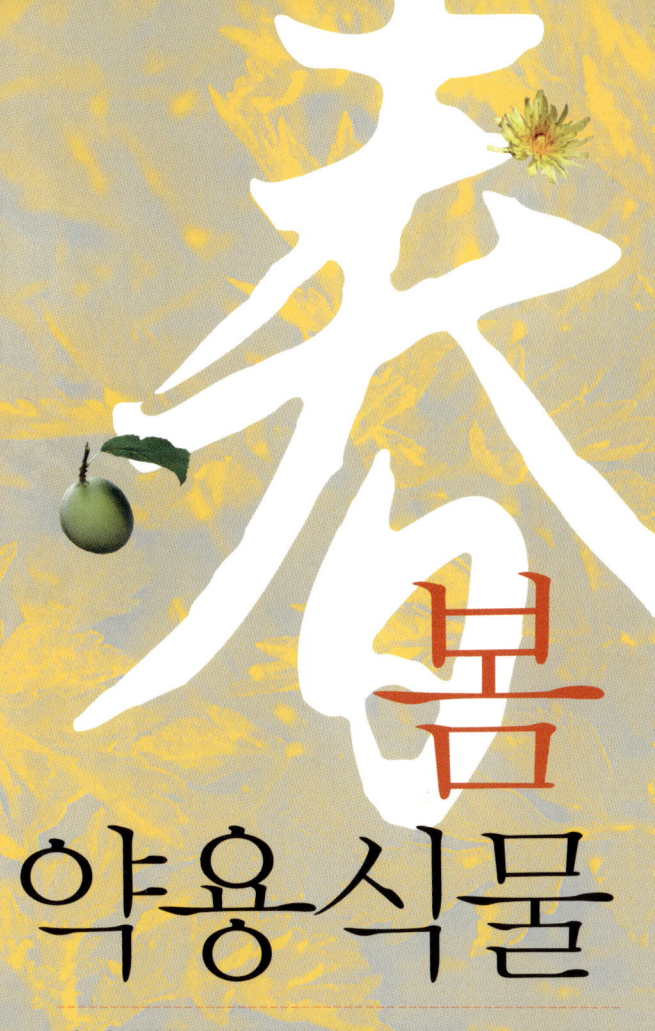

春 봄

약용식물

감초 | 냉이 | 두릅나무 | 둥굴레 | 머위 | 민들레 | 삼지구엽초 |
쑥 | 얼레지 | 풀명자 | 화살나무

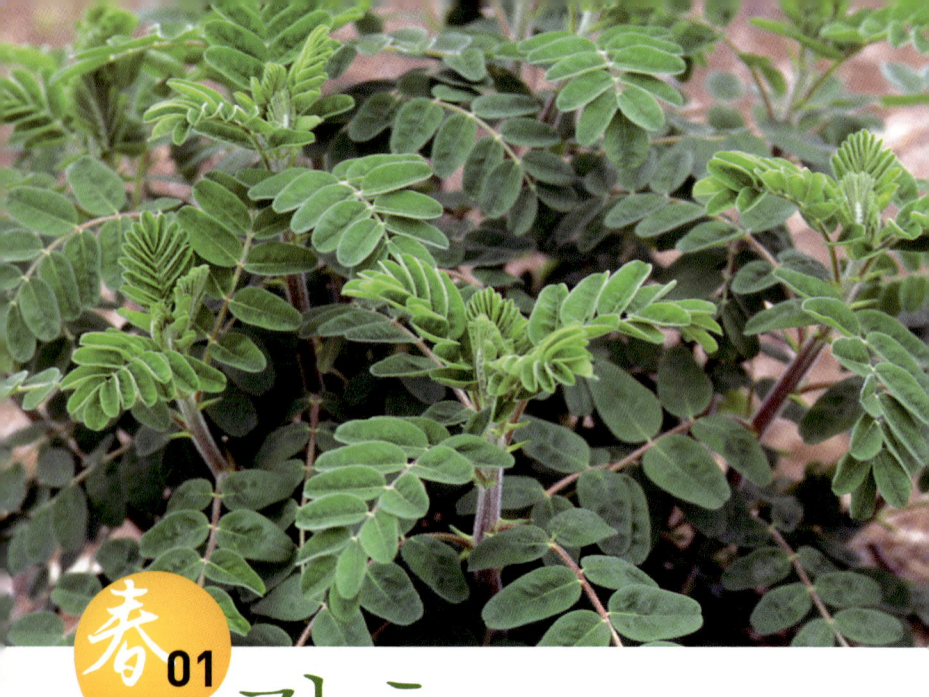

春 01 감초

Glycyrrhiza uralensis Fisch.

- 콩과
- 생약명 : 감초(甘草)
- 별명 : 우랄감초, 만주감초, 국노(國老), 첨초(恬葉)

① 뿌리줄기를 파내어 씻는다.
② 그늘지고 서늘한 곳에 보관한다.
③ 목이 마를 때 차처럼 끓여 마신다.
④ 말린 뿌리를 가루로 내어 하루에 1~2g가량을 물과 함께 1~2회 복용한다.
⑤ 외용약으로 쓸 때에는 가루를 내어 뿌리거나 달인 물로 씻는다.
⑥ 생뿌리를 짜서 즙을 내어 1/2~1티스푼씩 하루 3회 복용하거나 달여서 먹고 또는 시럽을 만들어 한 번에 1~2티스푼씩 하루에 3회 복용한다.

생김새와 특징

감초는 다년생의 콩과식물로 중국 북부 지방 및 시베리아, 이태리 남부, 만주, 몽고 등지에 자생 또는 재배된다. 감초의 뿌리는 거의 원주형이며, 지름은 5~30mm이고, 초장은 1~1.5m에 이른다.

잎은 주맥으로부터 새의 깃털 모양으로 갈라져 곁잎인 우상복엽(羽狀複葉)으로 아카시아 잎과 비슷하다. 줄기 전체에 작은 털이 밀생한다. 꽃은 연한 자주색으로 7~8월에 잎겨드랑이에서 총상꽃차례로 핀다.

열매는 길이 6~8cm로 굽은 장원형이며, 종자는 겉에 털이 별로 없고 검은빛을 띠고 있다. 전량 수입에 의존했으나 우리나라에서도 재배에 성공하여 재배면적이 확대되고 있다. 건강식물의 초병 역할을 하는 감초는 텃밭재배도 권장할 만한 식물이다.

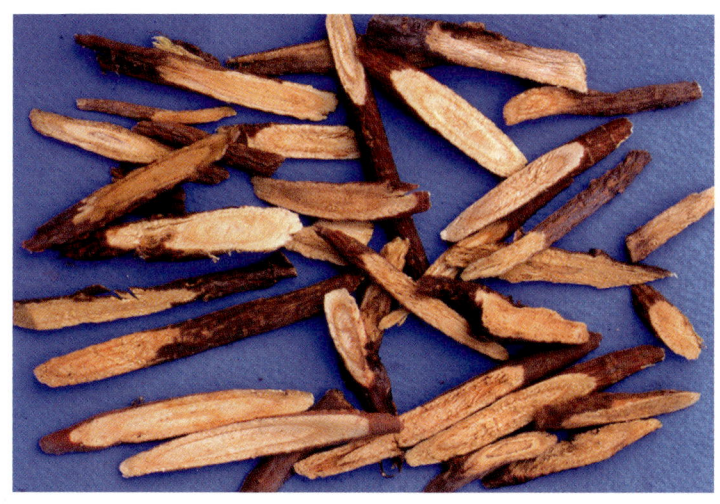

감초

이용법

감초는 한약을 처방할 때 많이 들어가는 한약재이다. 따라서 가장 많이 소비되고 있는 약초 중의 하나이기도 하다. '약방에 감초'라는 말이 있을 정도로 빼놓을 수 없는 약재이며 근래에는 식품첨가제로도 많이 사용된다.

뿌리를 가을에 채취하여 말린 다음 사용한다. 디프테리아 독소, 파상풍, 독소, 뱀독, 복어 독의 해독작용, 부종 억제작용 및 약의 독성을 해소시키는 글리시리진(glycyrrhizin)이 주성분이다. 일반 염증, 구내염에 특히 좋으며 인후염, 유방염, 전염성 간염, 피부습진, 여드름에도 좋다.

감초와 도라지를 같이 끓여서 입안에 물고 있다가 서서히 삼키면 저절로 목이 풀리면서 증상이 호전된다.

뿌리 15g에 물 700㎖를 넣고 달인 액을 반으로 나누어 아침저녁으로 복용한다. 감초는 독성물질을 제거하는 해독효과가 뛰어나다. 유독한 독

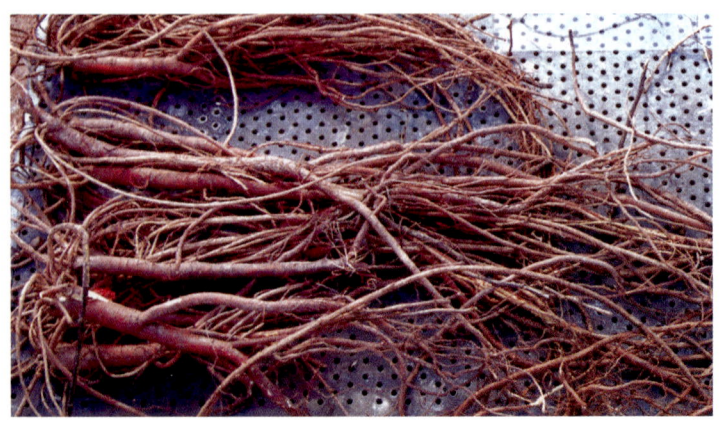

감초 뿌리

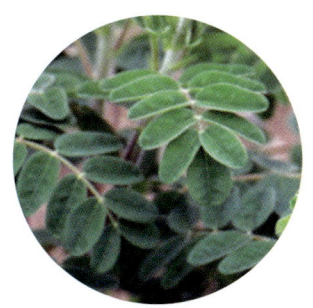

성 물질이 체내의 정상세포를 파괴시키기 전에 감초를 복용하면 해독 기능이 활발해져서 조직의 손상을 최소화할 수 있다.

봄편

감초 잎

약효 일반 염증, 인후염, 구내염, 유방염, 피부습진, 여드름, 해독

감초는 주로 굵기에 따라 아주 굵은 것은 특호감초, 다음이 1호, 그보다 좀 잔 것이 2호 감초인데, 주로 1, 2호가 사용된다. 3호 감초는 거의 잔뿌리, 곁뿌리가 굵은 것인데 제약회사, 쌍화탕집에서 사용한다.

등급	윗뿌리부 직경(cm)	뿌리길이(cm)
특호	1.9~2.6	25~45
1호	1.3~1.9	25~45
2호	1.0~1.3	25~45
3호	0.7~0.9	25~45

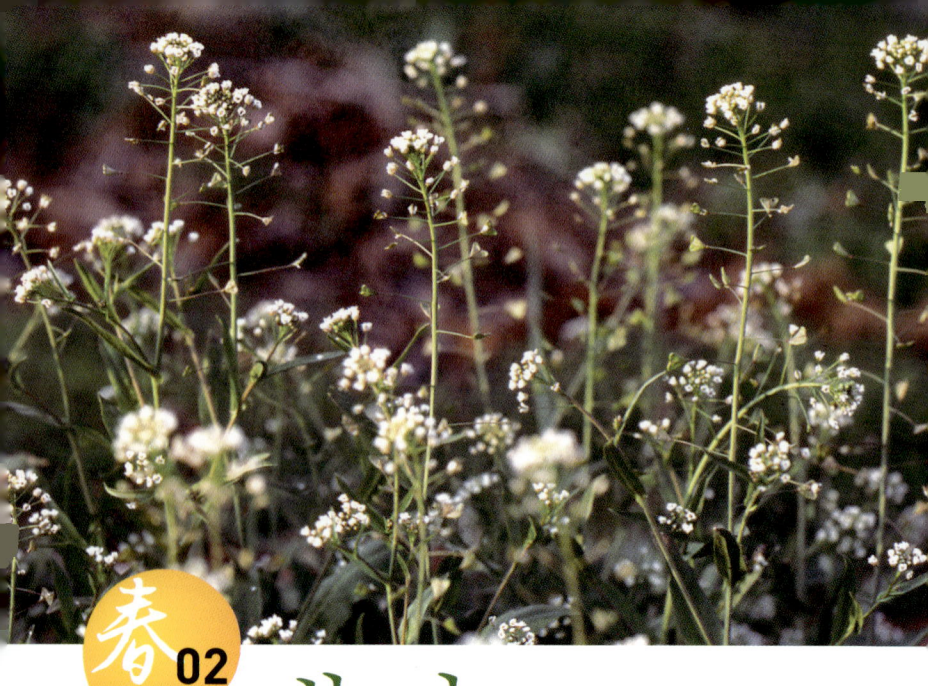

春 02 냉이

Capsella burapastoris (L.) L.W.Medicus

- 십자화과 • 생약명 : 제채(薺菜)
- 별명 : 난생이, 호생초, 나생이, 나숭게

① 봄에 풀 전체를 잘라 씻는다.
② 2~3일간 햇볕에 말린다.
③ 적당히 잘라서 그늘지고 서늘한 곳에 보관한다.
④ 시력보호에 달여 마시고, 그 물로 눈을 씻으면 눈의 피로를 푼다.
⑤ 어린잎은 녹즙으로 만들어 마시면 동맥경화에 좋다.

생김새와 특징

들이나 밭에서 자라는 높이 10~50㎝ 정도에 이르는 두해살이식물로서 전체에 털이 나 있고 줄기는 곧게 서서 가지를 친다. 뿌리에서 자라는 잎은 둥글게 뭉쳐나고 긴 잎자루가 있으며, 깃꼴로 갈라지지만 끝 부분이 넓다. 줄기에서 나는 잎은 어긋나기를 하고 위로 올라갈수록 작아지면서 잎자루가 없어지고 줄기를 반 정도 감싼다.

꽃은 백색으로 5~6월에 십자형으로 줄기 끝에 많이 핀다. 긴 타원형의 꽃받침은 4장이 있으며 6개의 수술과 1개의 암술이 있다. 열매는 삼각형으로 20~25개의 종자가 들어 있다.

냉이는 봄의 전령처럼 봄의 식탁에 제일 먼저 올라와 입맛을 돋우어 준다.

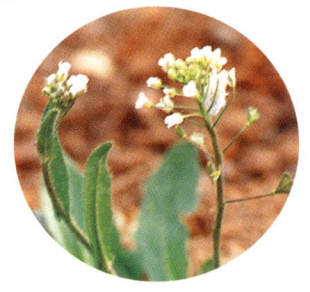

냉이 꽃

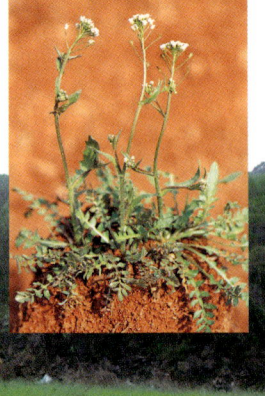

냉이에는 콜린(choline), 아세틸콜린(acetyl-choline), 디오스민(diosmin), 루티오린(luteolin), 가반졸(garbanzol) 등이 함유되어 해열, 이뇨, 지혈, 지사, 혈압강하, 건위 등의 작용을 갖는다.

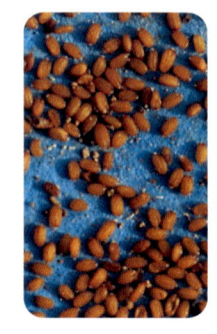

냉이 종자

4월에서 여름에 걸쳐서 풀 전체를 뽑아서 흙을 씻어내고, 2~3일간 햇볕에 말려서 잘 건조되면 적당히 잘라서 종이봉투에 보관해 둔다. 고혈압증이나 변비증에는 하루 5~10g을 컵 1잔의 물에 넣어서 반 정도로 될 때까지 달여서 식후 3회로 나누어서 마신다. 어린잎에는 칼륨 등이 함유되어 있기 때문에 녹즙의 원료로 사용하면 좋고, 동맥경화증도 예방이 된다.

냉이의 어린순과 뿌리는 대표적 봄나물이다. 먹을 때는 살짝 데쳐서 양념을 무쳐서 먹든지, 국거리로 먹는다. 옛부터 냉이는 겨울철에 잃었던 입맛을 돋우어 줄 뿐만 아니라 눈이 좋아진다하여 봄이 되면 제일 먼저 요리를 해서 먹었다.

냉이는 생체 100g당 단백질 4.7g, 지질 0.7g, 탄수화물 3.8g, 회분 1.4g, 칼슘 145㎎, 비타민 A 189㎎, 비타민 C 74㎎ 등의 영양소를 함유한다. 이처럼 단백질 함량이 많고 무기질 및 비타민 A가 풍부한데 국을 끓여도 영양소가 파괴되는 일이 아주 적다.

약효: 동맥경화 예방, 완하, 지혈, 이질, 월경과다, 혈압강하

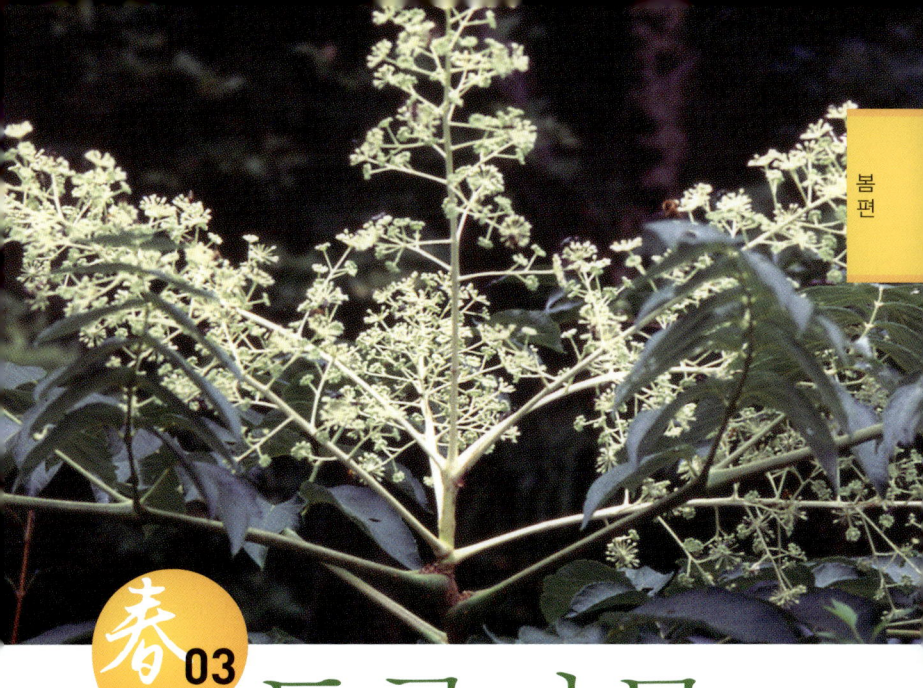

봄편

03 두릅나무
Aralia elata (Miq.) Seem.

- 두릅나무과
- 생약명 : 총목피(總木皮)
- 별명 : 참드릅, 들곱낭, 자노아(刺老鴉)

① 5~6월에 야생 두릅의 나무껍질, 뿌리껍질을 벗겨서 씻는다.
② 적당히 잘라서 3~4일간 햇볕에 말린다.
③ 그늘지고 서늘한 곳에 보관한다.
④ 혈당을 내리는 데는 뿌리껍질을 달여서 마신다.

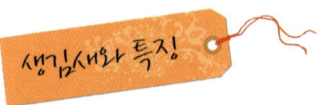
생김새와 특징

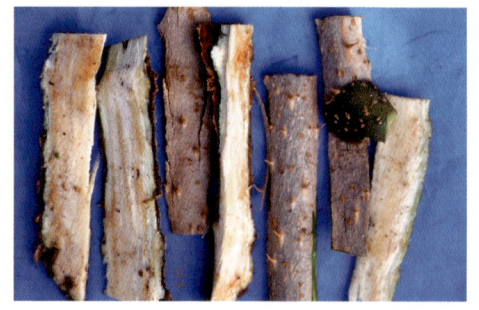
두릅나무

야산을 거닐다 보면 사람의 키 정도에서 3~4m의 큰 나무로 줄기에 만지면 아플 정도의 가시투성이 나무를 자주 발견하게 되는데, 이는 두릅나무의 대표적인 특징으로 쉽게 구별할 수 있다. 4월에 가지 끝마다 순이 오무라져 있는 상태로 10㎝ 내외로 자란 것을 따서 봄의 산채로 먹는다. 8월경 희고 작은 꽃이 산형꽃차례를 이루며 꽃이 진 다음에는 둥글고 작으며 검은 열매가 열린다.

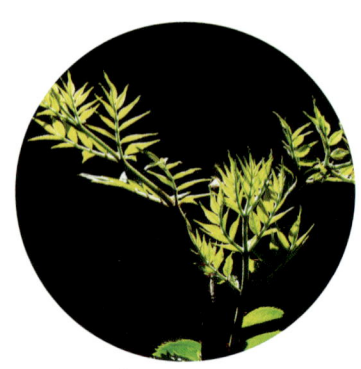
두릅나무 잎

이용법

두릅 잎에는 헤데라게닌(hederagenin)과 단백질, 당질, 인, 칼슘, 철 및 비타민이 풍부하여 영양가 면에서 우수하다. 두릅나무 뿌리에는 아라로사이드(araloside), 비타민 A·B·C, 사포닌 등 다양한 성분을 함유하고 있어 예로부터 뿌리나 줄기의 껍질을 약용으로 자주 이용해 왔다.

당뇨병에는 하루 5~10g의 나무나 껍질을 컵 1잔 물에 넣어서 반 정도로 될 때까지 달여서 식후 3회로 나누어서 마신다. 두릅에는 당뇨병의 혈당을 낮추어주는 작용인 인슐린과 비슷한 효과물질을 함유하고 있다.

봄에 나오는 두릅의 싹은 산채로서 아주 맛이 있다. 튀김, 무침 등을 해서 먹는다. 대부분 어린순을 끓는 물에 적당히 데쳐서 초고추장에 찍어 먹는다. 약간 간을 한 후 튀김 가루를 발라 튀겨 먹기도 한다. 혀에 와 닿는 특유의 향기가 일품이며 기름이나 버터에 볶아도 맛이 있고, 기타 다양한 요리법으로 즐길 수 있다.

요즈음에는 발기력 부족, 위궤양 치료제로도 이용되고 있다. 이른 봄에 채취하여 껍질의 가시를 제거하고 잘 말려 잘게 썬다. 잘게 썬 껍질 10g을 2컵 반 정도의 물에 넣어 반 정도 될 때까지 달여 하루에 3회 식전에 복용하면 된다.

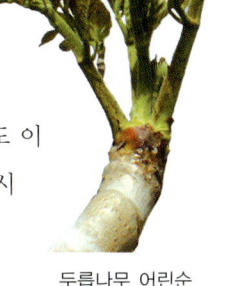
두릅나무 어린순

약효: 건위, 자양강장, 당뇨, 신경통, 소염, 이뇨, 신경쇠약, 강심, 간염, 관절염

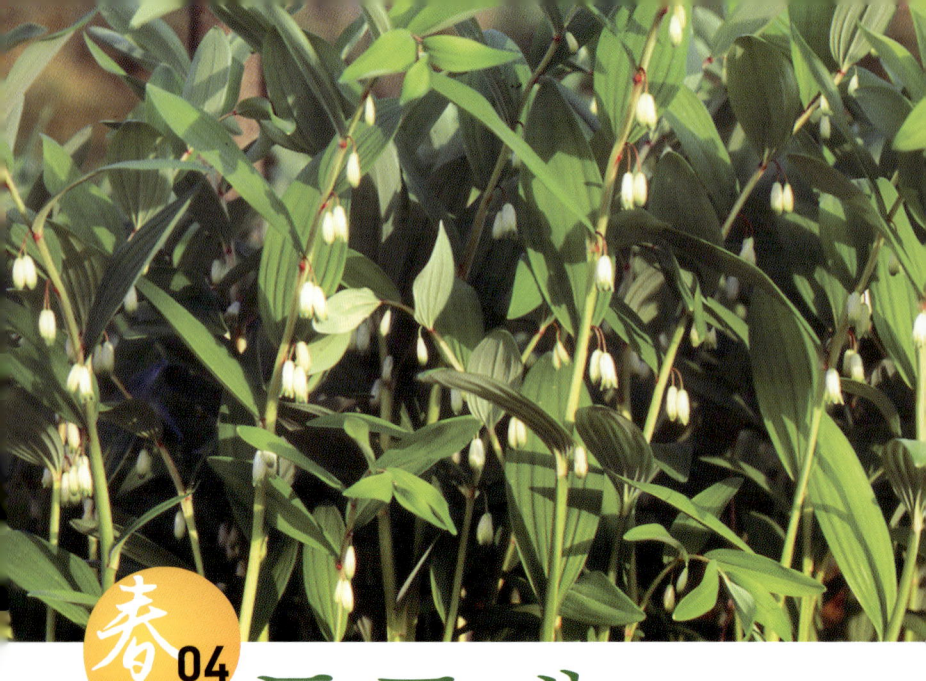

둥굴레

Polygonatum odoratum var. *pluriflorum* (Miq.) Ohwi

• 백합과 • 생약명 : 옥죽(玉竹) • 별명 : 여위, 위유

① 이른 봄이나 가을에 뿌리줄기를 채취하여 씻는다.
② 타박상이나 삐었을 때는 강판으로 간 것을 가제에 넓게 펴서 기름종이에 붙여 환부에 바른다.
③ 뿌리줄기를 잘게 잘라 햇볕에 말리고 서늘하고 그늘진 곳에 보관한다.
④ 차처럼 끓여 마시면 노화방지에 탁월한 효과가 있다.

생김새와 특징

풀이 아름다운 대나무 잎 같아 옥죽(玉竹)이라 하였고, 잔뿌리를 제거하고 제조한 것을 생약명으로 옥죽(玉竹), 위향(萎香)이라고 한다. 둥굴레라는 고운 우리 이름은 잎 끝이 둥글게 모아지는 잎맥 때문에 생겼다. 고고한 것이 신선 같아 보인다 해서 신선초(神仙草)로도 불리며 불가의 스님들과 도가의 선인들이 곡식 대용으로 이용하여 선인반(仙人飯)이라고도 한다. 신라 고승 원효대사가 9증9포(九蒸九暴)한 옥죽을 먹으며 수도했다는 이야기는 유명하다.

산이나 나무 밑 등에 자라는 여러해살이풀로서 크기가 30~50cm가 되고, 4~5월경 잎겨드랑이에 방울꽃을 닮은 작고 흰 꽃이 많이 달려 아름답다. 층층둥굴레(P. *sibiricum*)의 근경을 건조한 것을 황정(黃精)이라고 한다.

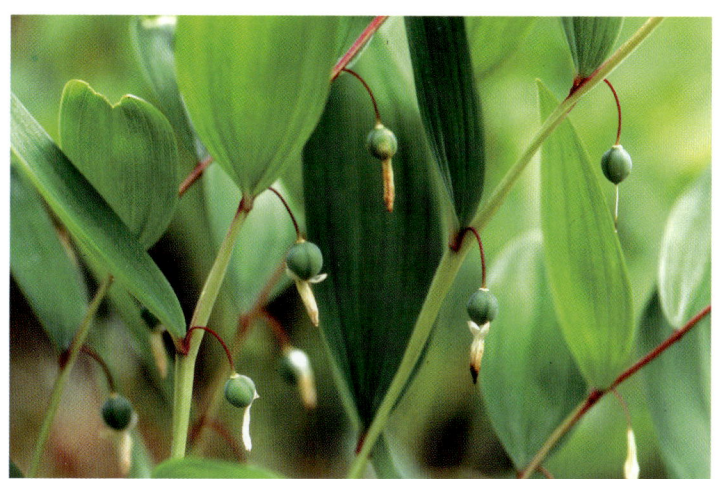

둥굴레 잎과 열매

이용법

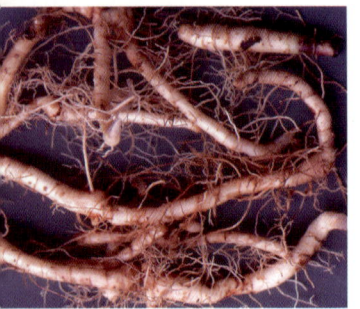

둥굴레 뿌리

지상부의 잎줄기가 황색으로 변하는 10~11월경, 뿌리줄기를 파서, 물에 씻어 뿌리에 붙어 있는 흙을 제거하고 3~5mm 두께로 둥글게 잘라, 햇볕에 말린 것을 옥죽(玉竹)이라고 부른다.

자양강장을 위해 하루에 옥죽 10g을 끓여서 복용한다. 또한 소주 1ℓ에 옥죽 30g의 비율로 담근 다음 약 3개월 냉암소에 보관하여 찌꺼기를 제거하고 1일 1잔을 마신다. 타박상이나 삐었을 때는 생뿌리와 줄기를 물에 씻어 식초 소량을 혼합하여 찍어 바르고 환부를 냉습포하여 준다. 건조하면 하루 2~3회 다시 붙여준다. 생강을 갈아서 조금 넣어주면 더 좋다.

비장과 위가 약한 사람은 둥굴레 뿌리를 계속 달여 마시면 비위(脾胃)가 좋아지고 당뇨병, 폐결핵 치료에 많은 도움이 된다. 둥굴레는 옛날부터 자양, 강장약으로 이용되어 왔지만, 최근에는 뿌리줄기를 사용한다. 비위 허약자에는 만삼(蔓蔘) 및 백출(白朮) 등을 혼합하고, 폐허에 의한 해수에는 천문동(天門冬) 및 맥문동(麥門冬)을 혼합하여 사용하고, 당뇨병에는 산약(山藥) 및 황기 등을 혼합하여 사용한다.

약효: 자양강장, 지갈, 강심, 타박상, 생진, 심한 구갈

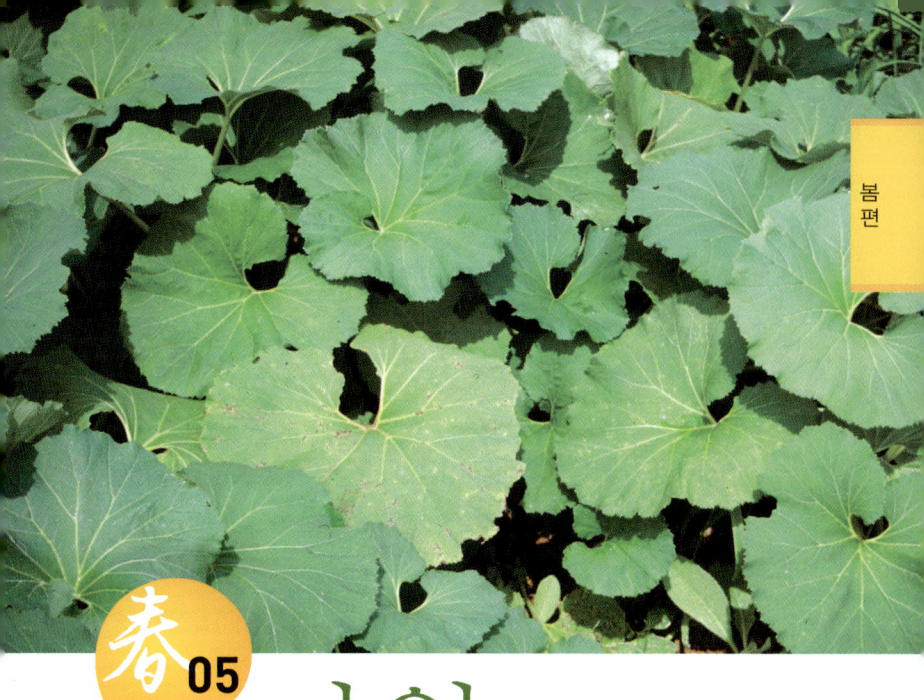

봄편

春 05 머위

Petasites japonicum (Siebold & Zucc.) Maxim.

- 국화과 • 생약명 : 관동화(款冬花), 봉두채(蜂斗采)
- 별명 : 머우, 머구, 머웃대

① 머위를 잘 말려 그늘지고 서늘한 곳에 보관한다.
② 말린 머위를 달여서 하루에 2~3회 마시면 기침을 멎게 한다.
③ 목이 아플 때, 가래가 있을 때는 머위대를 살짝 구워 먹는다.
④ 머위 줄기를 잘게 썰어 한쪽 콧구멍에 넣으면 코막힘에 좋다.

생김새와 특징

전국의 들과 밭 주변에서 자라는 여러해살이풀이다. 가늘고 긴 땅속줄기를 3~4개 뻗으며, 7~8마디 자라고 각 마디에서 잎자루와 둥근 잎이 4~5장 나온다. 암수딴그루로, 암그루에 암꽃이 많이 있고 꽃이 지면 암꽃 이삭이 약 30㎝ 자란다.

땅속줄기에서 잎이 나오기 전에 커다란 비늘조각 잎에 싸인 어린 꽃줄기가 먼저 나온다. 생약명이 봉두채(蜂斗采), 관동화(款冬花)로 모든 것이 얼어붙는 추운 겨울에도 때가 되면 얼음을 뚫고 나와 싹이 트는 머위의 특성을 잘 나타내준다.

털머위는 잎이 둥글고 광택이 있으며 노란 꽃이 핀 후에 달리는 열매는 수과로서 털이 빽빽이 나고 갈색의 관모가 있다.

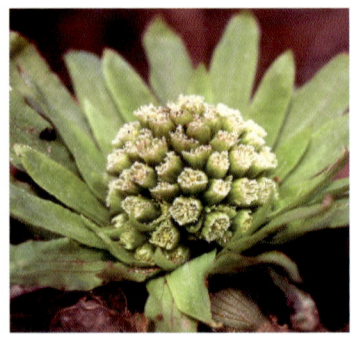

큰 비늘조각 잎에 싸인 꽃이삭

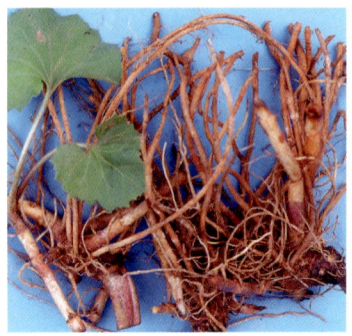

머위 뿌리

봄에 머위줄기를 잘라서 그늘에 말린 것은 쿠에르세틴(quercetin), 캠페롤(kaempferol), 포도당, 엔젤산(angelic acid), 카프론산(caproate) 등을 함유한다. 약간 씁쓰레한 맛이 봄의 미각을 돋운다. 가을에 잎을 따서 썰어 그늘에 말린 것에는 고미배당체, 사포닌(saponin), 콜린(choline), 타닌(tannin), 타르타르산(tartaric acid) 등이 함유되어 있어 항산화 효능 및 항균작용이 있다.

약용으로는 꽃봉오리나 잎 모두 식욕증진과 거담에 1일 15g을 달여서 식전에 마시거나 양치질 액으로 이용한다. 타박상·염좌에는 생잎을 불에 약간 구워서 부드럽게 만들어 환부에 온습포하면 통증이 덜하고 빨리 낫는다.

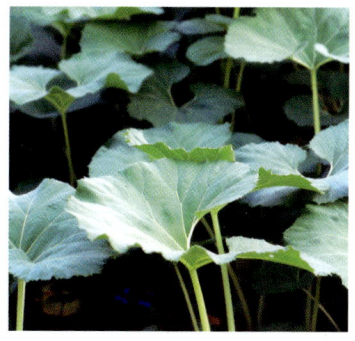

머위 잎과 줄기

식용법은 머위대 껍질을 벗겨 살짝 데쳐서 하룻밤 우렸다가 고추장 양념이나 간장 양념으로 무쳐 먹거나 볶아서 먹는다. 또는 잎자루 껍질을 벗겨 삶아 된장국이나 오리탕 등을 끓일 때 넣으면 좋다.

약효: 식욕증진, 거담, 염좌, 타박상

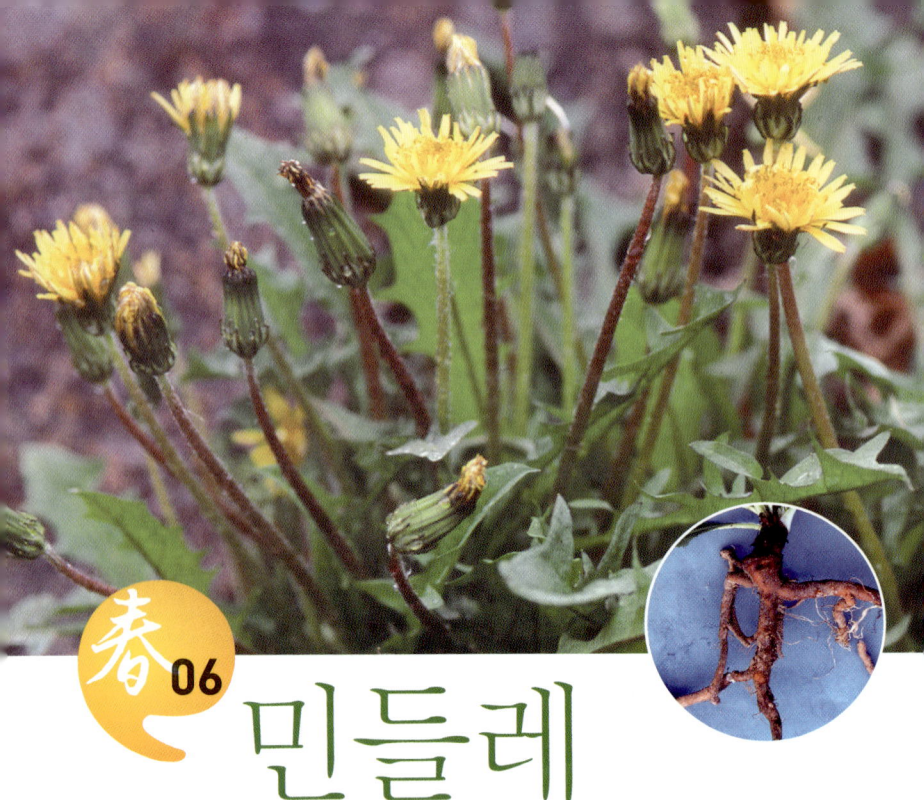

민들레

Taraxacum platycarpum Dahlst.

- 국화과 • 생약명 : 포공영(蒲公英)
- 별명 : 포공초, 머슴둘레, 지정, 금잠초

① 꽃이 피기 전의 민들레를 뿌리째로 캔다.
② 적당히 잘라 잘 씻어서 햇볕에 말린다.
③ 그늘지고 서늘한 곳에 보관한다.
④ 달인 물은 위를 튼튼히 하고 간장병에 특히 효과적이다.
⑤ 생잎은 돌미나리, 케일 등과 같이 즙을 내어 마시면 좋다.

생김새와 특징

4~5월경에 구릉이나 들, 논밭의 두렁 등에 온통 황금색의 꽃을 피우고 있는 모습이 예쁘다. 잎은 뭉쳐나며 옆으로 퍼진다. 4~5월에 잎 사이에서 나온 30㎝가량의 속이 빈 꽃줄기 끝에 큰 꽃이 하나씩 핀다. 꽃은 보통 노란색이지만 흰색도 있다.

민들레는 어릴 때에는 식용으로 사용하며 관상용으로도 이용한다. 씨앗에 솜날개가 붙어 있기 때문에 제각기 멀리 날아가서 자리를 잡고 발아하여 자란다.

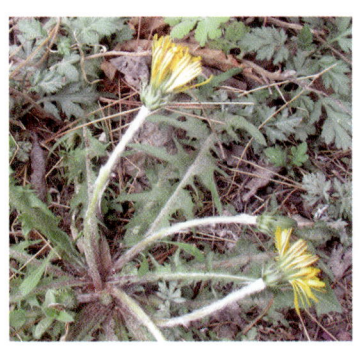

민들레 전초(토종)

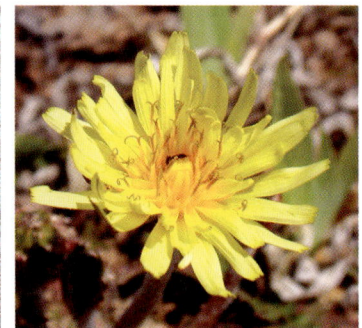

민들레 꽃(토종)

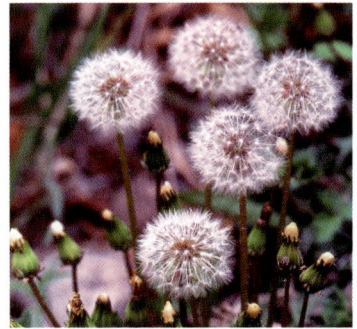

민들레 종자

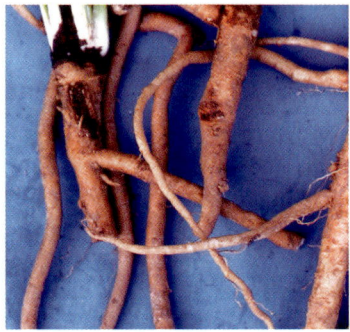

민들레 뿌리

민들레의 지상부와 뿌리에는 콜린(choline), 이눌린(inuline), 펙틴(pectine), 타락사스테롤(taraxasterol) 등을 함유한다.

식욕이 없을 때에는 잎이나 뿌리 7g을 컵 1잔의 물에 넣어서 반 정도로 될 때까지 달여서 식후 3회로 나누어서 따뜻하게 하여 마신다. 생잎은 조금 쓴맛이 있지만 녹즙의 원료가 된다. 예부터 민들레는 최유약(催乳藥, 젖이 잘 나오게 하는 약재)이 된다고 하는데, 이것은 잎을 잘게 찢으면 나오는 유액(乳液) 때문이다.

이른 봄에 어린잎을 따서 나물로 먹으면 비타민 공급원으로 손색이 없다. 꽃이 피기 전에 뿌리를 캐서 잎줄기를 떼어내고 물로 씻어서 햇볕에 말린다. 이 뿌리를 잘라서 카페인이 없는 커피 대용으로 마실 수 있다.

우리나라 민들레와 서양 민들레의 구분

겉으로 봐서는 쉽게 구분할 수 없다. 그러나 꽃이 피었을 때 우리나라 민들레와 서양민들레를 구분하기는 쉽다. 민들레 종류들은 수십 개의 꽃이 모여 하나의 꽃처럼 보이는 두상꽃차례를 이루고 있는데, 이 꽃송이를 밑에서 받치고 있는 기관이 있다. 이를 모인꽃싸개잎, 한자말로는 총포(總苞)라고 하는데 쉽게 꽃받침이라 보면 된다.

이 꽃받침 모양이 두 종에서 완전히 다르다. 우리나라 민들레는 꽃받침이 꽃송이 밑에 찰싹 달라붙어서 받치고 차분하게 감싸고 있는 반면, 서양민들레는 바깥쪽 꽃받침이 밑으로 까부라져 젖혀지는 특징을 보인다.

약효 청열, 해독, 이뇨, 종기, 위염, 기관지염, 간염, 항균, 담낭염, 최유

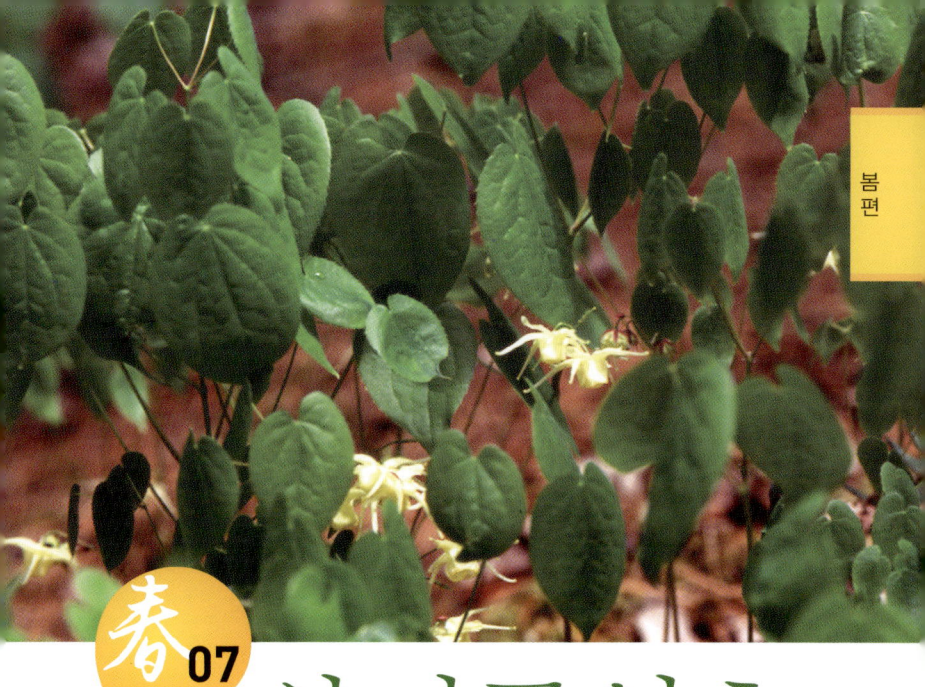

삼지구엽초
Epimedium Koreanum Nakai

- 매자나무과
- 생약명 : 음양곽(淫羊藿)
- 별명 : 선령비, 방장초, 가승마

① 5~6월 땅 윗부분을 채취하여 잘 씻는다.
② 2~3일간 햇볕에 말린다.
③ 적당히 잘라서 종이봉투에 넣어 서늘하고 그늘진 곳에 보관한다.
④ 자양강장, 식욕부진에 달여 마신다.
⑤ 말린 것을 적당한 크기로 썰어 술을 담가 마시면 좋다.

생김새와 특징

꽃의 모양이 배의 닻과 닮았다 하여 삼지구엽초 꽃을 일명 '닻꽃'이라고도 한다. 구릉이나 산의 반음지에서 자라는 여러해살이풀로서, 3개의 가지가 각각 3개로 나뉘어져서 모두 9장의 작은 잎이 생기기 때문에 삼지구엽초(三枝九葉草)라고 한다. 키는 30㎝ 정도이다. 뜰이나 화분 등에 심는 산초의 하나로 4~5월경 꽃이 아래를 향해 달린다. 꽃의 색은 옅은 황색이 보통이다.

중국 『본초강목』(1596)에 '서주의 발정한 양이 이 풀을 먹고 하루에 백 번 교합했다'라고 쓰여 있으며 이때부터 음양곽(淫羊藿)이라는 생약명이 생겼다.

유사종으로는 '꿩의다리아재비'가 있는데, 삼지구엽초를 많이 본 사람이라야 식별이 가능할 정도로 풀을 말려 잘게 썰어놓으면 쉽게 구분이 안 된다. 또 '깽깽이풀'은 땅 위로 나온 줄기가 없으며 잔털이 많이 나 있고 뿌리에서 불그레한 잎과 꽃대가 올라온 뒤에 꽃이 핀다.

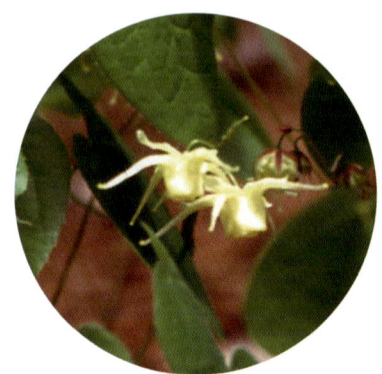

닻꽃(삼지구엽초 꽃)

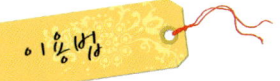

5~6월에 지상부를 채집하여 햇볕에 말린 것을 '음양곽' 또는 '삼엽음양곽', '동북음양곽'이라 하며 이카린(icariin), 타닌(tannin), 리놀레인산(linoleic acid), 팔미틴산(palmitic acid) 등이 함유되어 있다.

예로부터 자양강장, 무릎과 허리의 냉증, 통증 등에 하루에 10g을 달여서 먹으면 좋으나, 쓴맛이 강하다. 자양강장, 피로회복, 저혈압증, 불면증, 식욕증진 등에 소주 1.8ℓ에 음양곽 70g을 담가 3개월 동안 냉암소에 보관한 후, 음양곽을 제거하고 매일 취침 전에 1잔을 물에 타서 엷게 적당히 조절하여 마시면 좋다.

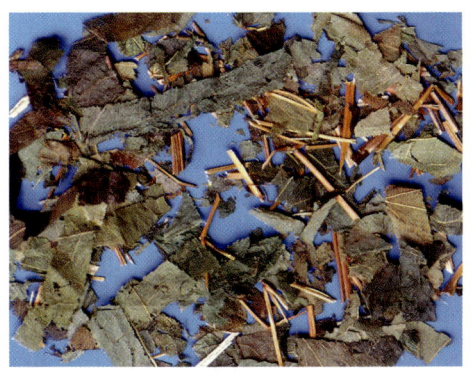

삼지구엽초 말린 잎

정력, 자양강장, 혈압강하, 거풍, 식욕부진

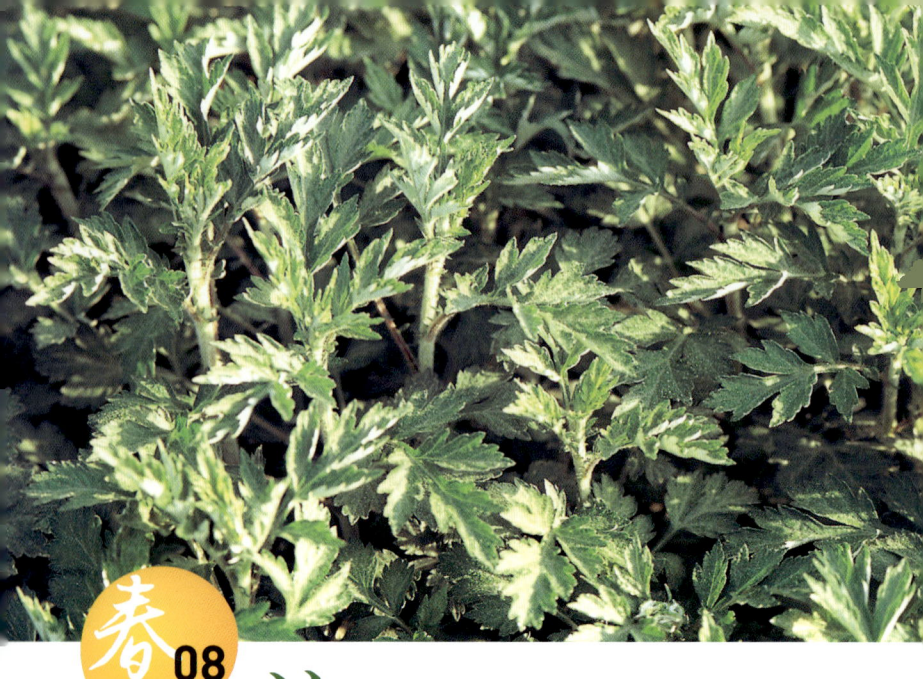

쑥

Artemisia princeps Pamp.

- 국화과   • 생약명 : 애엽(艾葉), 애실(艾實)
- 별명 : 애호(艾蒿), 약쑥, 사자발쑥

① 봄에 잎을 따서 쑥술을 만든 후 조금씩 마시면 입냄새를 없앤다.
② 여름에 잎을 따서 2~3일 그늘에서 건조하여 보관한다.
③ 말린 쑥잎 20~30g을 헝겊주머니에 넣어 목욕하면 요통을 다스린다.
④ 말린 쑥을 차로 달여 마시면 신경통에 좋다.
⑤ 5월 단오 전후의 쑥은 즙을 내어 조금씩 마시면 설사를 멈추게 하는 효과가 있다.

생김새와 특징

전국적으로 분포하며 들에서 자라는 다년생 초본으로 뿌리줄기나 종자로 번식한다. 옆으로 뻗는 뿌리줄기의 군데군데에서 싹이 나와 군생하는 줄기는 높이 60~120㎝ 정도이고 털이 있으며 가지가 갈라진다. 잎은 어긋나고 깃 모양으로 갈라져 있다.

잎의 겉은 푸르고 뒤에는 우윳빛의 솜털이 있으며 향기가 난다. 7~10월에 잎 사이에서 나온 꽃대 위에 연분홍의 작은 꽃이 이삭 모양으로 모여 피며 열매는 9~10월에 익는다. 초지나 밭작물 포장에서는 문제 잡초이기도 하다.

아르테미시아속에 속한 식물 중 쑥과 겉모습이 비슷한 것은 모두 쑥이라고 한다. 쑥은 우리 민족과 관계가 깊어 단군신화에도 등장한다. 어린 순은 떡에 넣어서 먹거나 된장국을 끓여 먹는다. 약재로 쓰는 것은 예로부터 5월 단오에 채취하여 말린 것이 가장 효과가 크다고 한다.

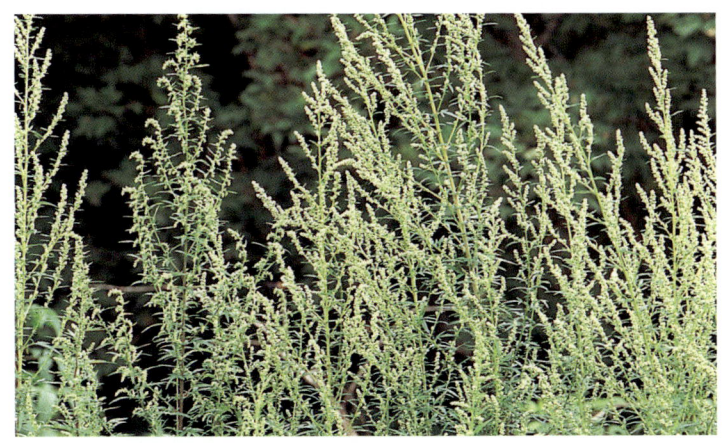

쑥 꽃

이용법

쑥은 종에 따라 매우 다양한 성분을 가지고 있는데, 주로 시네올(cineol), 세스키테르펜(sesquiterpene), 아데닌(adenine), 콜린(choline) 등을 함유하고 있다.

벌레 물린 데나 조금 베인 상처 등에 생잎의 즙을 바르면 효과가 좋다. 10~15g의 쑥을 1컵 정도의 물과 함께 달여 식후 2시간 정도 지난 공복 시 3회에 나누어 마시면 열을 내리는 데 효과적이다. 목욕할 때 헝겊 봉투에 잎줄기를 가득 채우고 욕조에 띄워 목욕을 하면 피의 흐름을 좋게 하고 몸 전체가 한가운데부터 따뜻해지기 때문에 냉증이나 저혈압증, 빈혈증, 요통, 어깨 결림, 타박상, 관절 삔 데 등에 효과가 있다.

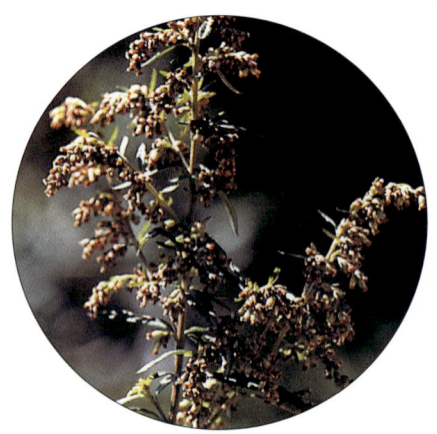

쑥 열매

약효: 지혈, 열내림, 보온, 항균, 식욕부진, 진해, 거담, 소염, 월경불순, 설사, 소화불량

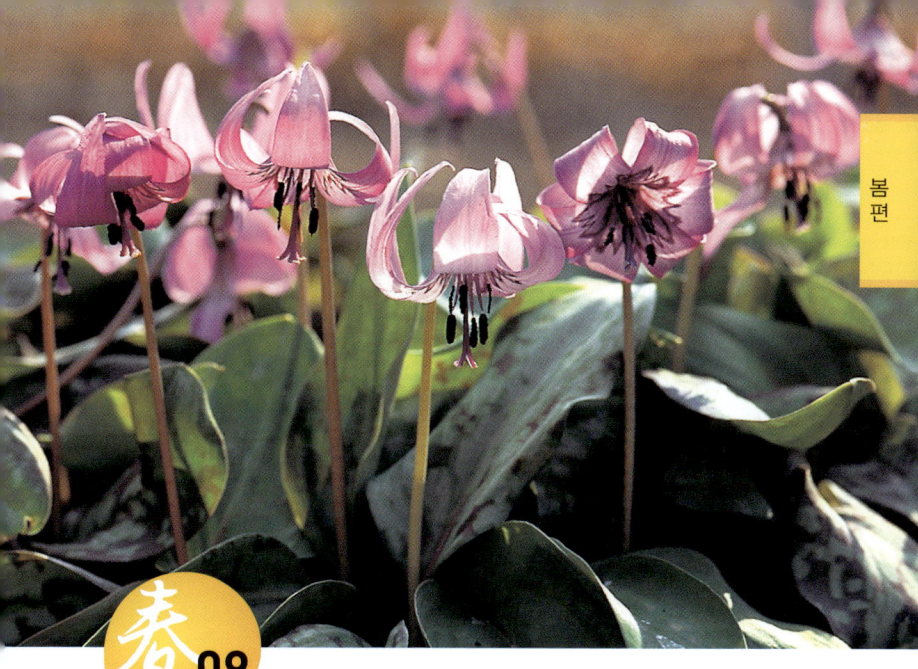

봄편

春 09 얼레지

Erythronium japonicum (Balrer) Decne.

- 백합과 • 생약명 : 차전엽산자고(車前葉山茲菇)
- 별명 : 가재무릇, 얼네지, 어사초

① 얼레지의 어린잎은 봄나물로 먹으면 식욕을 돋운다.
② 뿌리껍질을 벗겨서 강판에 간다.
③ 가제로 여과하여 3~4회 씻는다.
④ 침전한 분말을 햇볕에 말려서 서늘한 곳에 보관한다.
⑤ 물에 달여 마시거나 생잎을 찧어 환부에 붙이기도 한다.

생김새와 특징

4월경 녹색과 자색의 줄무늬 모양을 한 2장의 잎에서 줄기를 뻗어 꽃을 피우는데 꽃잎은 6장이며 밑을 향해 달린다. 잎이 1장일 때는 꽃이 피지 않는다. 비늘줄기(인경)는 흙 속에 30㎝가량 뻗어 들어가 있어서 당기면 쉽게 끊어져 버리기 때문에 파내기가 어렵다.

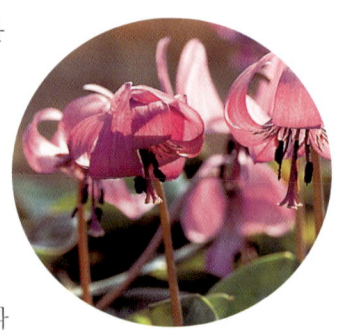

얼레지 꽃

서울의 한강변에서도 때때로 얼레지가 발견되었다고 하여 화제가 되기도 한다. 바꾸어 말하면 얼레지를 귀중품으로 취급할 정도로 희귀한 식물이 되었다고 볼 수 있다.

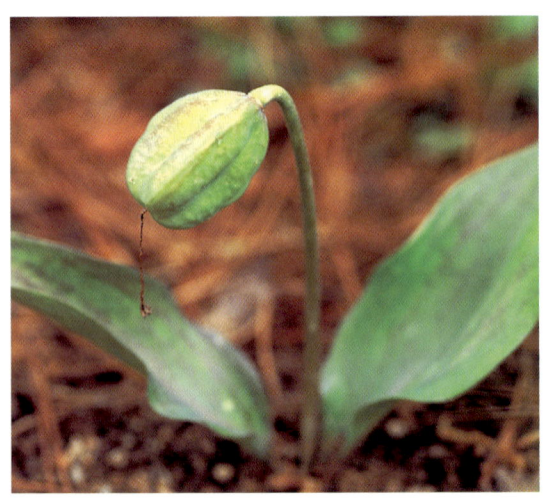

얼레지 전초

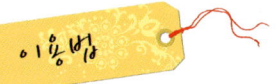

이용법

경동시장 등에서 시판되고 있는 것은 얼레지의 전분 형태이며 스테로이드 사포닌(steroid saponin), 콜히친(colchicine) 등의 성분을 포함하고 있다. 비늘줄기의 외피를 벗겨서 씻고 잘 으깨어서 헝겊 자루에 넣어 짜서 거르고, 즙을 3~4회 물로 씻어 침전물을 햇볕에 충분히 쬐어 말리면 된다. 옛날에는 얼레지 전분을 환자 음식으로 썼다. 얼레지 전분을 10배의 뜨거운 물로 으깨어, 뜨거울 때 후후 불면서 먹는다. 잎줄기나 꽃도 그대로 무쳐서 먹을 수 있다.

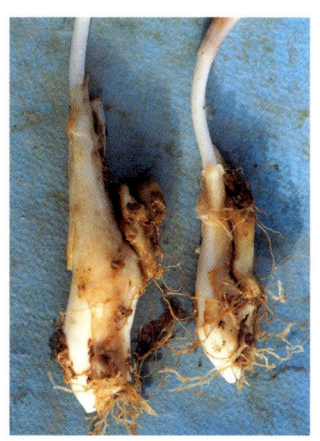

얼레지 뿌리

 약효   자양강장, 건위, 진토, 지사, 위장염

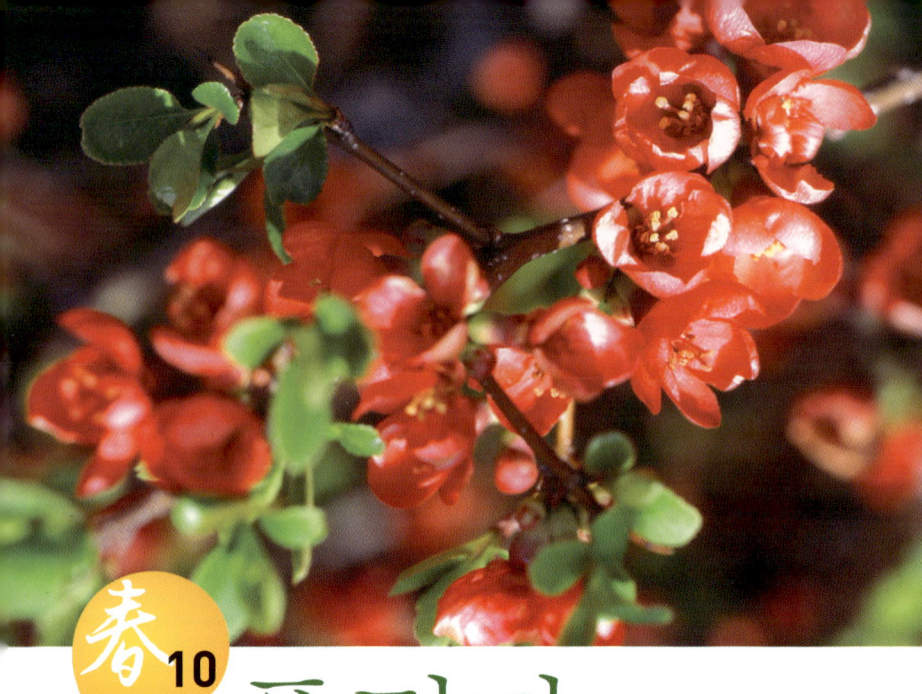

풀명자

Chaenomeles japonica (Thunb.) Lindl. ex Spach

- 장미과   • 생약명 : 목과(木瓜), 화모과(和木瓜)
- 별명 : 초백해당, 목단자, 일본모과

① 봄에 관상용으로 식재하면 꽃이 아름다워 정신건강에 좋다.
② 열매는 술을 만들어 마시면 이뇨작용이 있고 피로회복에 좋다.
③ 약한 불로 고아서 엑기스로 만든 것은 설사가 났을 때 차로 마시면 설사가 멎는다.

생김새와 특징

키가 30~50cm의 낙엽관목으로 가지에 작은 가시가 있다. 줄기는 밑동에서 눕고, 4월경 홍색의 꽃을 피운다. 모과와 마찬가지로 울퉁불퉁한 노란 과실이 가을에 열리는데 신맛이 강하다. 이 나무의 열매 한자 이름을 보면 생약명이 목과(木瓜)로 나무 목(木)자에 오이 과(瓜)자로 나무에 달린 오이라는 뜻으로 모과나무와 한자 이름이 같다. 우리나라에서 예부터 불리어지던 이름은 '아가씨 꽃나무' 또는 '풀명자나무'이다. '장수매'라는 이름은 일본 분재 책에 쓰인 이름으로 이 나무가 봄에도, 가을에도 꽃이 계속 피어서 지어진 이름인 것 같다.

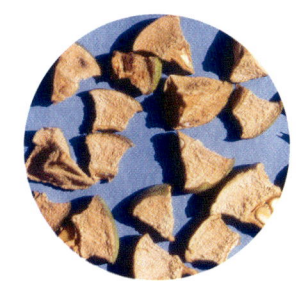

풀명자 열매 썰어서 말린 것

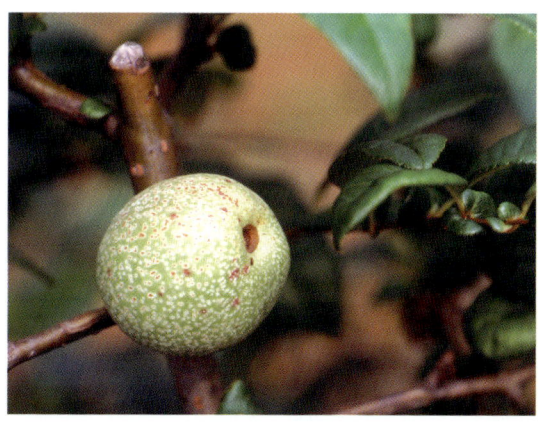

풀명자나무 열매

이용법

8~9월경, 황색으로 익기 전에 담녹색의 열매를 채취하여 두 쪽을 내서 그늘에 말린 것을 목과(木瓜)라고 한다. 구연산, 주석산, 링고산, 과당 등이 함유되어 있다. 근육의 경련에는 하루에 잘게 썬 목과(木瓜) 5~10g을 달여서 쓴다. 풀명자주를 담아 매일 밤 자기 전에 1~2잔 마시면 불면증이나 저혈압증, 빈혈증, 냉증 등에 효과가 있다.

초가을에는 열매가 황색을 나타내고 윗부분이 움푹 들어가서 익으므로 그 전에 채취해서 둘로 나누거나 또는 둥글게 잘라서 햇볕에 말린 것을 화목과라고 한다.

풀명자주 · 풀명자 엑기스 만드는 방법

소주 1.8ℓ에 담녹색의 미숙과를 그대로 두 쪽을 내어 800g을 침적한다. 완숙과는 씻지 말고 건조한 헝겊으로 닦는 정도로, 3개월 냉암소에 둔 후에 과실을 제거하면 풀명자주가 된다. 취침 전에 한 잔 정도 물에 타서 마시면 자양강장, 피로회복, 저혈압증, 불면증 등에 좋다. 생과실을 갈아서 과즙을 짠 후 푹 고아 낸 엑기스를 한 번에 4~5g 정도씩 차로 마시면, 설사나 대장카타르, 식중독 등에 효과가 있다.

약효 과실주 원료, 정장, 구토, 이질, 근육경련, 각기, 부종, 식체, 건위

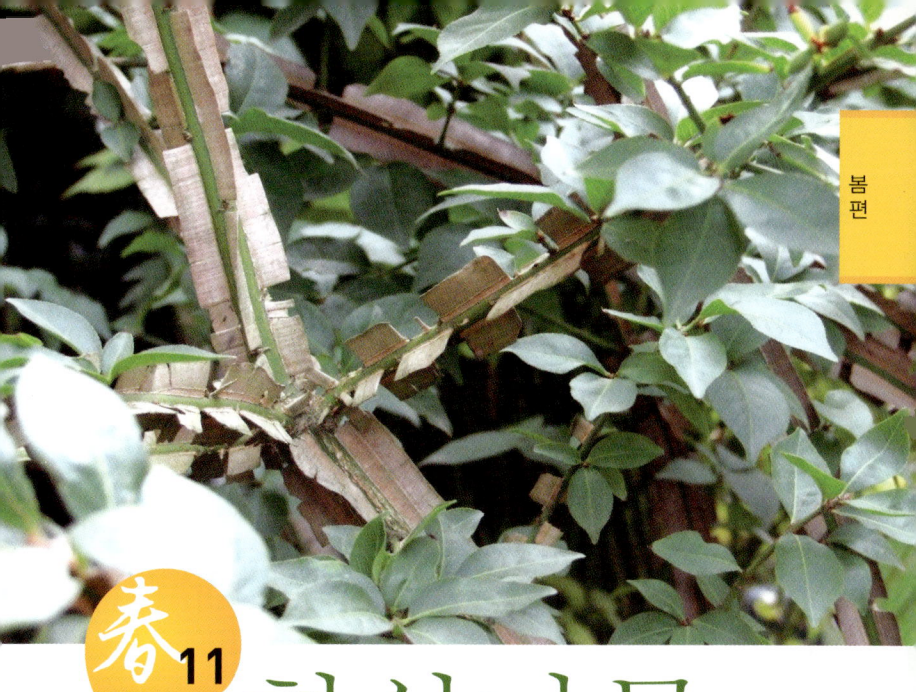

화살나무
Euonymus alatus (Thunb.) Siebold

- 노박덩굴과
- 생약명 : 귀전우(鬼箭羽), 신전목(神箭木)
- 별명 : 참빗나무, 홑잎나무

① 봄에 새잎을 따서 씻는다.
② 2~3일간 그늘에 말린다.
③ 종이봉투 등에 넣어 서늘하고 그늘진 곳에 보관한다.
④ 중불에서 반으로 달인 후 복용하면 항암 효과가 있다.
⑤ 어린 새잎은 데쳐서 봄나물로 먹는다.

생김새와 특징

화살나무는 낙엽관목으로 높이 3m 이내이고, 전체가 매끄럽고 털이 없으며 가지가 퍼진 형태이다. 작은 가지는 사각형의 녹색이고 굵은 가지는 납작하고 가느다란 날개가 1㎝ 높이로 붙어 있는 것이 특징이다. 잎은 홑잎이 마주나고 반들거리고 가을에는 붉은 빛으로 변한다. 꽃은 작고 3송이 핀 것이 여러 개 모여 취산꽃차례를 이루고 꽃이 피는 시기는 5~6월이며 열매는 9~10월에 맺는다.

새순은 '이른 봄에 나물로 먹는다' 하여 홑잎나물이라고 하며, 나뭇가지에 달린 코르크질의 모양이 화살깃과 같아서 귀전우(鬼箭羽)라 하여 생약으로 쓰이기도 한다. 유사종으로는 참빗살나무, 회목나무, 회잎나무 등이 있으며 모두 약으로 이용한다.

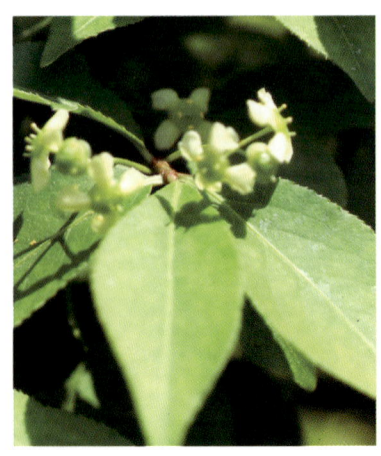

화살나무 꽃

열매, 잎, 줄기를 수시로 채취하여 그늘에 말려 사용한다. 쿠에르세틴(quercetin)과 둘시톨(dulcitol) 등을 함유하고 있다.

특히 혈압을 떨어뜨리는 작용을 하여 동맥경화나 고혈압에 좋으며 한방에서는 지혈, 구어혈(驅瘀血), 통경에 사용하고 산후 출혈, 정신불안, 여성의 자궁출혈, 대하, 어혈을 없애는 약으로 쓴다. 또한 열매를 오랫동안 달여 고약을 만들어 피부병 치료에 사용했다.

화살나무 10~15g을 700㎖의 물을 넣고 중불에서 반으로 달인 후 하루 세 번에 나누어 식후에 복용하면 효험이 있다. 암 치료에는 화살나무의 가지에 붙어 있는 코르크질의 날개(귀전우)가 효과적인데, 날개는 따서 곱게 갈아 뿌리, 가지, 잎사귀를 함께 달인 물과 함께 한 숟가락씩 먹으면 매우 효과적이다.

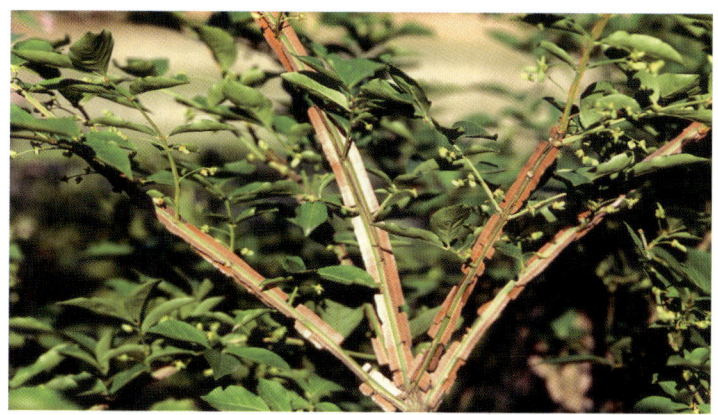

화살나무는 혈압을 떨어뜨리는 작용을 하여 동맥경화나 고혈압에 좋으며, 열매를 오랫동안 달여 고약을 만들어 피부병 치료에 사용한다.

화살나무의 수확은 연중 가능하고 너무 어린 가지와 잎은 나물 또는 차 재료로 쓰고, 말린 가지는 40~50㎝로 잘라 저장하였다가 필요시 잘게 잘라 약재로 이용한다.

주로 약용으로 쓰이지만 대량 재배에 의한 식품, 관상수, 정원수 등으로 이용 가능하고 특히, 도로변이나 공원조경용으로도 이용 가치가 높은 식물이다. 건강보조 음료로 쓸 수 있을 만큼 우수한 약초이다.

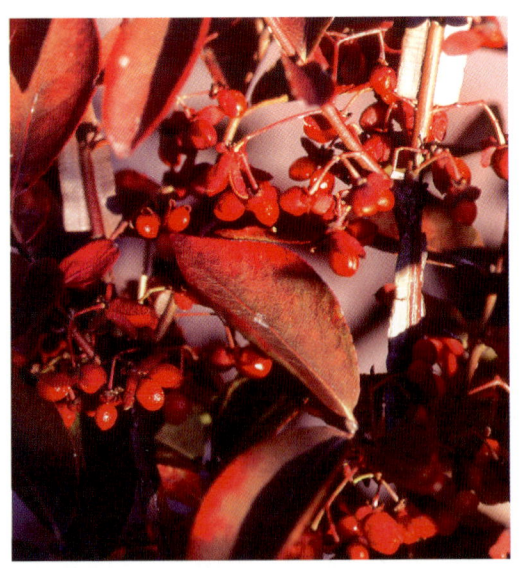

화살나무 열매

 약효 | 고혈압, 동맥경화, 기침가래, 월경불순, 산후에 어혈로 인한 복통, 항암

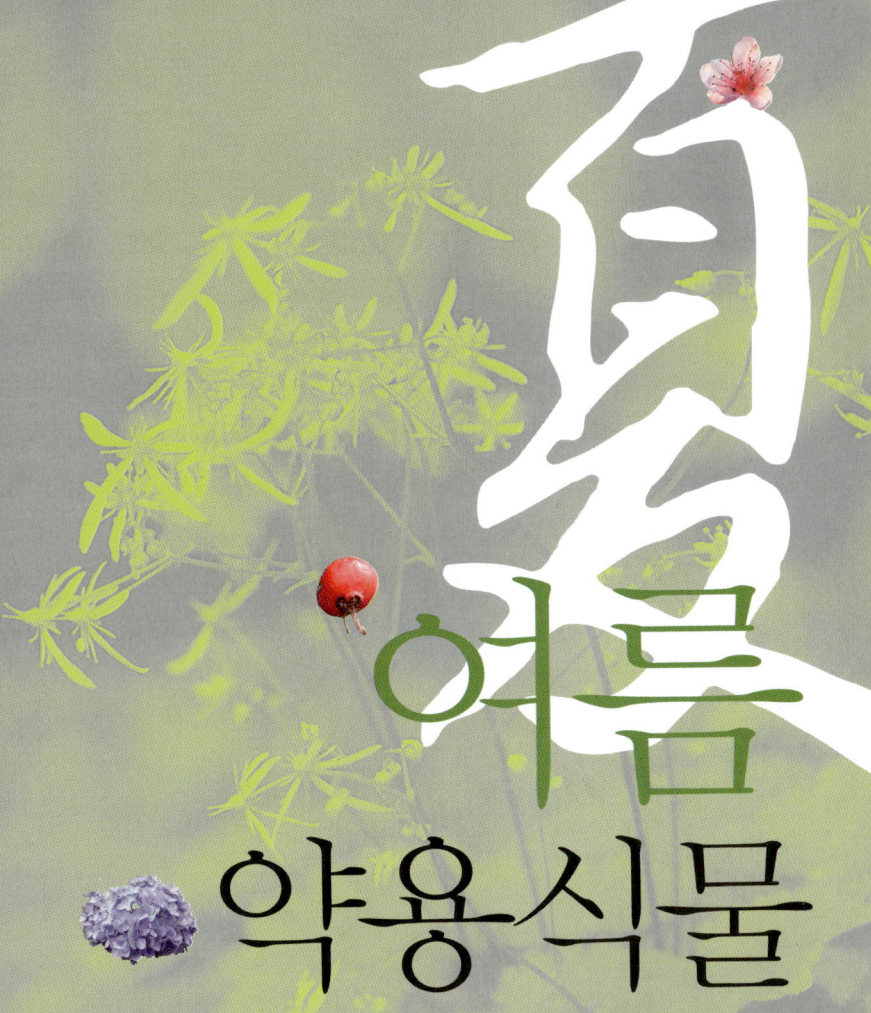

夏 여름 약용식물

두충 | 매실나무 | 박하 | 반하 | 범의귀 | 별꽃 | 복숭아나무 | 부들 | 비파나무 |
산수유 | 생열귀 | 수국 | 알로에 | 애기똥풀 | 약모밀 | 여뀌 | 월계수 |
인동덩굴 | 잇꽃(홍화) | 쥐오줌풀 | 지치 | 질경이 | 짚신나물 |
차즈기 | 차풀 | 참나리 | 창포 | 해당화 | 황벽나무

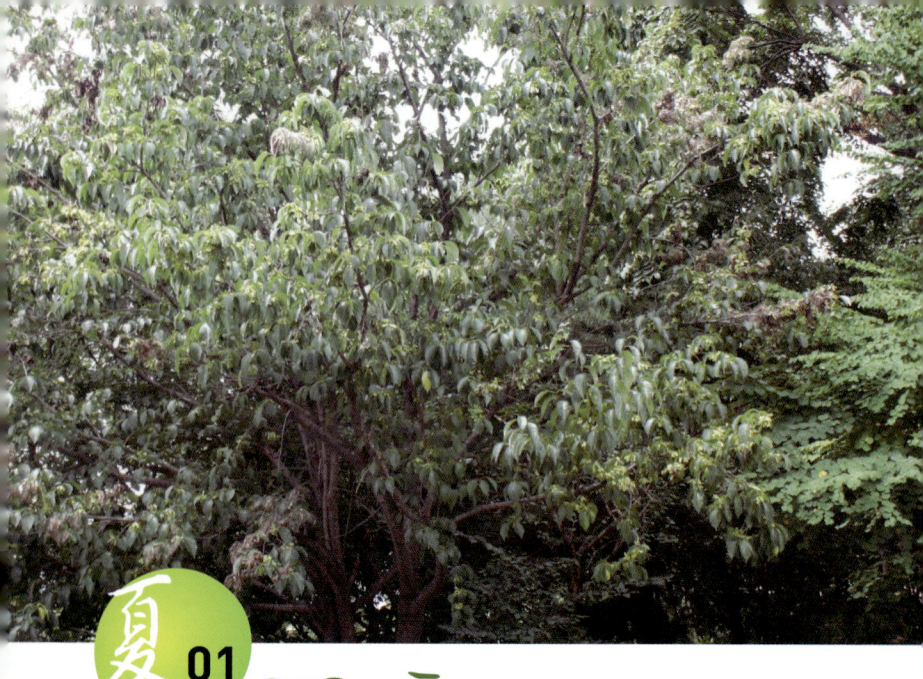

夏 01 두충
Eucommia ulmoides Oliv.

- 두충나무과 • 생약명 : 두충(杜冲)
- 별명 : 두중, 사선, 목면, 사중

① 잎을 채집하여 햇볕에 말린 것을 두충잎이라 한다.
② 종이봉투에 넣어 서늘하고 그늘진 곳에 보관한다.
③ 두충잎이나 껍질을 달여서 꿀을 타 마시면 피로회복에 좋다.
④ 다리에 힘이 없을 때 두충술을 만들어 마시면 효과가 있다.

생김새와 특징

두충은 중국이 원산인 식물이며, 산과 들에서 자란다. 높이는 10m 정도이다. 잎은 마주나고 대개 타원형으로 끝이 뾰족하며 밑은 둥글고 고르지 못한 톱니가 있다. 잎의 길이는 5~16cm, 나비 2~7cm로 양면에 털이 거의 없으나 맥 위에는 잔털이 있고 예리한 톱니가 있다.

꽃은 4월에 잎겨드랑이에서 피고 꽃잎이 없다. 수꽃은 붉은빛을 띤 갈색이고 6~10개의 짧은 수술이 있으며 암꽃은 짧은 자루가 있고 1개씩 붙는다. 열매는 10월에 익는데, 긴 타원형이고 날개가 있으며 자르면 고무 같은 점질의 흰 실이 길게 늘어난다.

우리나라에서는 1930년에 일본 임업시험장으로부터 묘목을 기증받아 심은 것이 최초의 재배이고 1987년부터 전국에 재배되고 있다. 품종은 당두충(唐杜沖)이라 하여 중국과 우리나라에서 재배되고, 대두충(臺杜沖)은 대만에서, 일두충은 일본에서 재배되고 있다. 화두충은 사철나무 껍질을 말한다.

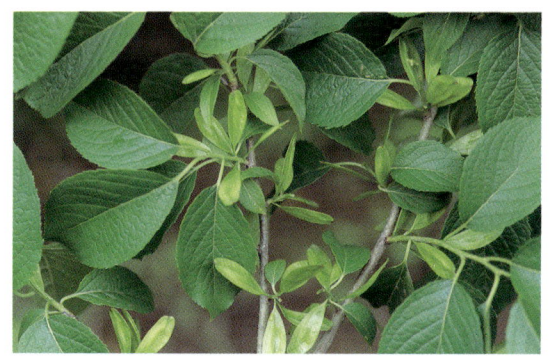

두충잎

이용법

6~7월경, 수피를 채집하여 외측의 코르크층을 제거하고 햇볕에 말린 내피를 두충이라 한다. 같은 시기에 잎을 채집하여 햇볕에 말린 두충잎을 약용으로 사용하기도 한다. 고무질상의 백사물질은 구타페르카(guttapercha)로 물에 녹지 않는다. 최근 연구물에서 리그난류의 피노레시놀-글루코피라노시도(pinoresinol-glucoyranoside) 등에 혈압강하작용이 있는 것으로 알려졌다.

보신(補腎), 보간(補肝), 고혈압증 예방, 몸의 부종, 요통 등에 두충 1일량 10g을 달여 쓴다. 또한 보신(補腎), 보간(補肝), 피로회복, 요통 등에 소주 1.8ℓ에 두충 200g을 잘게 썰어서 약주를 만들어 1일 한 잔씩 마시면 좋다.

중국에서는 인삼보다 두충이 더 귀했기 때문에 '환상의 약초'로 불렸으며 선목(仙木)으로 알려져 왔다.

중국 고대 야사에는 두충이라는 도선인(道仙人)이 나뭇잎을 먹고 득도를 하였다고 '두충(杜沖)'이라고 불리게 됐다고 전해지고 있는데 현재에도 중국 서민들은 두충나무의 어린잎을 불에 쬐여 말린 뒤 두충차를 만들어 마시는 것을 건강장수의 선법(仙法)으로 삼고 있다.

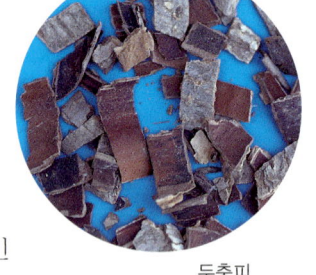

두충피

약효 | 보간, 보신, 고혈압증 예방, 몸의 부종, 요통

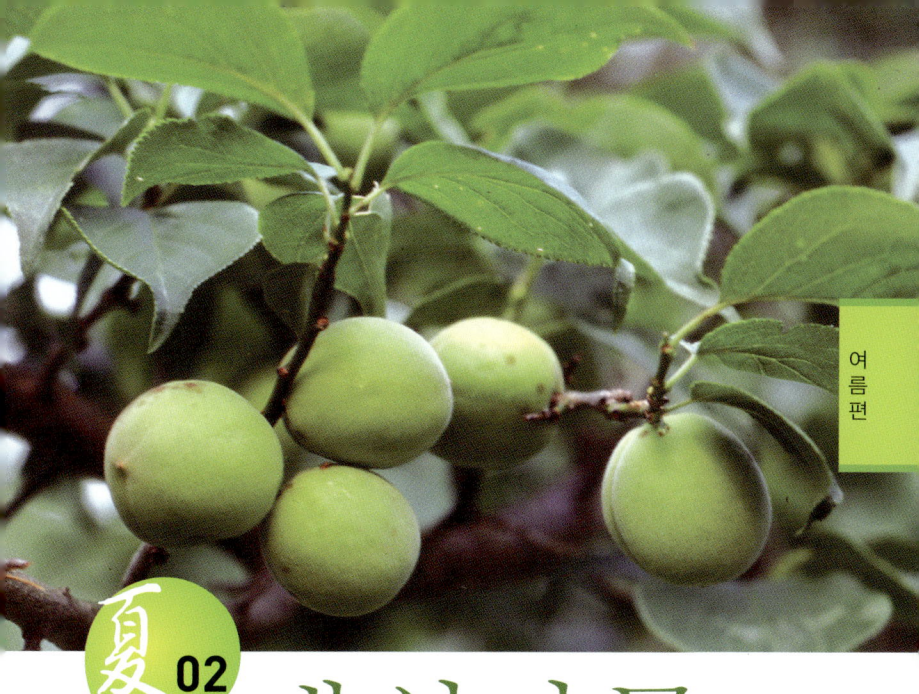

여름편

매실나무

Prunus mume Siebold & Zucc. for. *mume*

- 장미과 • 생약명 : 오매(烏梅), 매근(梅根), 매경(梅梗)
- 별명 : 매실, 청매, 천지매, 메설낭

① 매실을 물에 잘 씻은 다음 물기를 완전히 제거한다.
② 한 알씩 강판에 갈거나 과육만 벗겨 믹서에 넣고 간다.
③ 갈아 놓은 매실을 천에 넣고 짜서 즙만 받는다.
④ 도자기나 법랑냄비에 즙을 넣고 주걱으로 저으며 조린다.
⑤ 매실절임은 구연산이 많아 피의 흐름을 좋게 한다.
⑥ 매실주를 만들어 마시면 불면증, 냉증에 효과가 있다.

생김새와 특징

매실나무는 중남부지방에 분포하며, 갈잎 큰키나무이고 씨앗으로 번식한다. 높이 4~5m 정도로 가지가 많이 갈라지고 작은 가지는 초록색이다. 잎은 어긋나며 길이 4~10㎝ 정도의 달걀 모양으로 가장자리에 작고 예리한 톱니가 있다.

매화라 불리는 꽃은 4월경에 피는데, 작은 가지에 연한 붉은빛을 띠는 꽃이 1~2개씩 달린다.

매실은 매실나무의 열매를 말하며 장미과에 속하는 핵과류로서 자두, 살구 등과 아주 가까운 과수이다. 원산지는 아시아의 동부 온난한 지방으로 우리나라, 중국, 일본 등에 야생종이 분포하고 있다. 3천 년 전의 중국의 고서인 『신농본초경』에 백매(과실절임), 오매(과실화건)라 하여 매실의 탁월한 약효를 기록하고 있다.

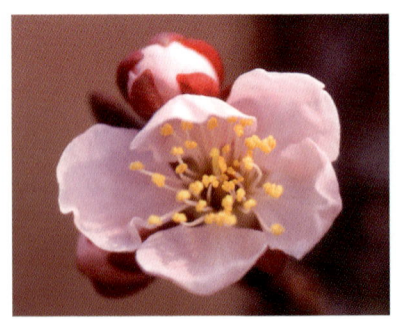

봄을 알리는 매화

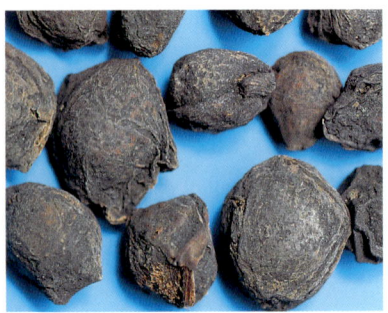

오매(烏梅)

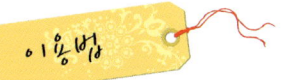

매실은 약알카리성 식품으로서 그 성분 중에 특히 구연산, 무기질 등 유익한 영양소를 다량으로 함유하고 있다.

생매실의 과육을 강판에 갈고 가제로 즙을 낸 후, 약한 불로 바짝 졸여 엿 모양으로 만든 엑기스를 병에 넣어서 보관해 둔다. 이것을 급성장염이나 식중독, 설사 등에 3~4g을 차로 하여 마시면 효과가 있다. 또 감기 초기에는 같은 방법으로 뜨거운 물을 넣어서 마시고 일찍 자면 땀이 나서 열이 곧 내린다.

편도선염이나 구내염 등에도 매실 엑기스 10g을 컵 반 잔 정도의 물로 희석하여 수시로 목 양치질(가글)을 하면 효과가 있기 때문에 매실을 수확하는 시기에 매실주나 매실 엑기스도 만들어 두는 것이 좋다.

한방에서는 껍질을 깎아내고, 질그릇에 넣어 검게 쪄서 구운 것을 오매(烏梅)라고 하여 정장, 제균, 구충 등에 이용한다. 불면증, 저혈압증, 냉증 등에는 매실주를 매일 밤 자기 전에 술잔으로 1~2잔 마시면 효과가 있다. 가벼운 빈혈로 쓰러졌을 때에도 매실주를 마시게 한다.

매실주 담는 방법

알갱이가 크고 가능한 상처가 없는 생매실 2kg과 설탕 400g을 소주 1.8ℓ에 넣어 1~2개월 정도 밀봉하여 냉암소에 두고, 잘 숙성시켜서 마신다.

약효 수렴, 해열, 진해, 거담, 항균, 무좀, 이질, 복통, 지사, 정장

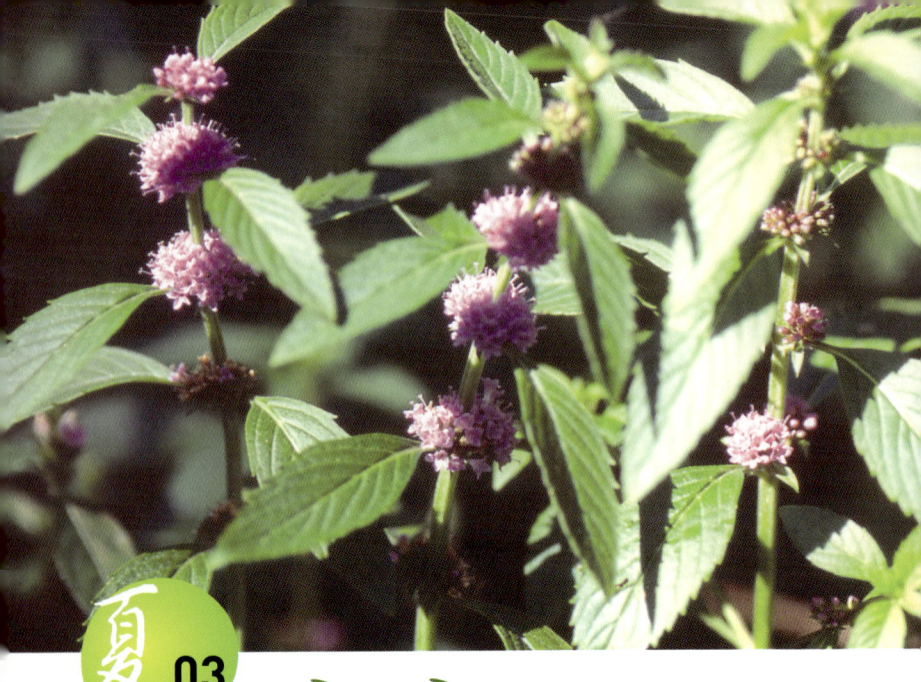

夏 03 박하
Mentha arvensis L.

- 꿀풀과   • 생약명 : 박하(薄荷)
- 별명 : 박화, 번하채, 야식향, 영생, 향하

① 두통이나 어깨결림 등에 생잎의 즙을 바른다.
② 여름에 뿌리줄기를 잘라서 음건한다.
③ 비닐봉투 등에 넣어 그늘지고 서늘한 곳에 보관한다.
④ 박하차를 만들어 마시면 몸을 따뜻하게 하여 감기, 두통에 좋다.

생김새와 특징

10월초 담자색의 꽃이 핀다. 잎을 비벼서 냄새를 맡으면 아주 좋은 향기가 난다. '박하'는 희랍어의 배카임(Becaim)에서 유래하였으며, 지금도 희랍 일부지역에서는 박하를 재배하고 있다. 일반적으로 박하를 크게 동양종(東洋種, *Mentha arvensis*)과 서양종(西洋種, *M. piperita* 및 *M. viridis* : 유럽원산)으로 구분하며, 우리나라에는 동양종이 전국 각지에서 자생하고 있다. 잎을 따서 씹어보면 화한 냄새가 난다.

여름편

이용법

박하에는 주요 성분인 멘톨(menthol)을 비롯해서 피넨(pinene), 리모넨(limonene) 등의 정유가 함유되어 있다. 두통에는 관자놀이에, 어깨결림이나 근육통 등에는 해당 부위에 생잎을 비벼서 즙을 발라주면 금방 기분이 좋아진다. 여름에 뿌리줄기를 잘라 두었다가 겨울철 목욕 시에 사용하면 몸의 구석까지 훈훈해져 냉증이나 신경통, 타박상, 근육통 등에 효과가 있다.

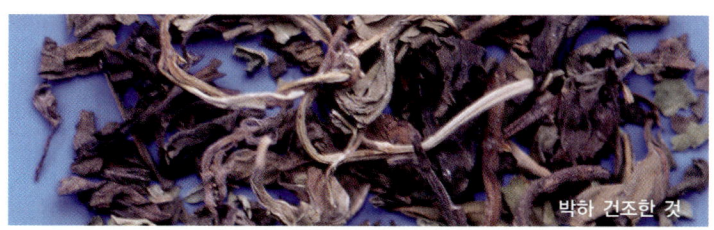

박하 건조한 것

약효 청량, 해열, 해독, 치통, 두통, 거풍, 인후종통

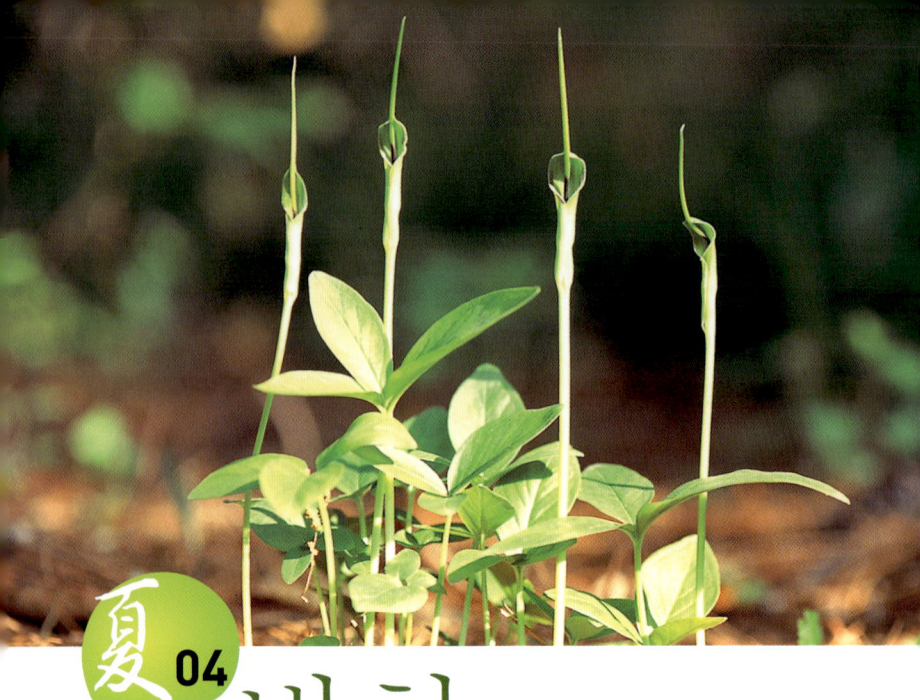

夏 04 반하

Pinellia ternata (Thunb.) Breitenb.

- 천남성과 • 생약명 : 반하(半夏)
- 별명 : 끼무릇, 반화, 산마

① 6~7월에 지하의 괴경을 파내어 씻는다. 뿌리를 제거하고 얇은 껍질을 벗기고, 좋지 않은 부분은 제거한다.
② 식염을 넣은 물에 하룻밤 정도 담갔다가 씻는다.
③ 5~7일간 햇볕에 말려 서늘하고 그늘진 곳에 보관한다.
④ 입덧을 멈추게 할 때, 반하에 묵은 생강을 넣고 달여서 마신다.

생김새와 특징

전국적으로 분포하며 산 가장자리나 들에서 자라는 다년생 초본으로 괴경이나 종자로 번식한다. 키가 10~20cm로서 지하에는 희고 작은 구슬이 있기 때문에 금방 알 수 있다. 꽃은 5월에 피는데 꽃대가 잎보다 길게 자라며, 초록색 대롱 모양의 꽃턱잎에 싸인 위쪽은 수꽃, 아래에는 암꽃이 꽃대에 빽빽이 나온다. 꽃대의 끝은 꽃턱잎 바깥으로 가늘게 자라 나온다. 여름이 한창일 때 꽃이 시든다고 해서 반하(半夏)라고 한다.

비슷한 종류 중에 천남성이 있는데 성분이나 꽃 모양, 잎 모양이 거의 비슷하지만 크기가 훨씬 더 크다. 반하는 여름 풀밭에 섞여 있으면 거의 찾기가 힘들 정도로 작고 가녀린 꽃이다. 아주 질겨서 잘 끊어지지 않는 잡초이기 때문에 흙 속의 괴경은 중요한 한방약 원료가 된다.

여름편

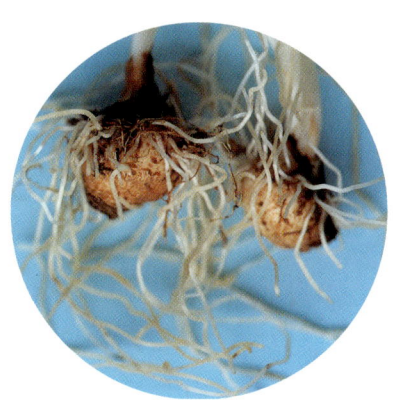

반하 뿌리

니코틴(nicotine), 콜린(choline) 등을 함유하고 있는 반하 괴경은 아주 떫기 때문에 감자껍질 벗기듯 얇은 껍질을 벗겨서 사용한다.

껍질 벗긴 것을 물 1.8ℓ에 식염 30g을 가한 것에 하룻밤 담갔다가 물로 씻고, 햇볕에 말려서 약으로 한다. 손톱으로 긁어서 흰 가루를 얻을 수 있을 정도까지 건조시킨다.

반하는 차멀미나 뱃멀미 등에도 유효하고 외용으로는 소염, 진통, 지혈의 효과도 있다.

민간에서는 입덧할 때 반하 8g에 생강 5g을 넣고 달여서 찌꺼기를 버리고, 식혀서 하루에 여러 차례 나누어 마시면 구토를 멈추게 하는 효과가 있다. 반하는 독초이므로 의사나 약사와 상담하여 사용한다.

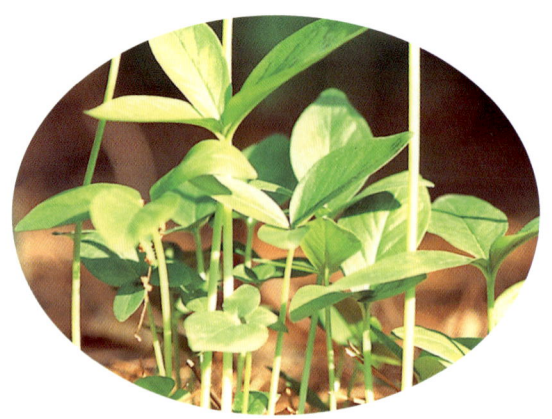

반하잎

약효 | 진토, 거담, 진통, 중풍, 반신불수, 종기, 지혈

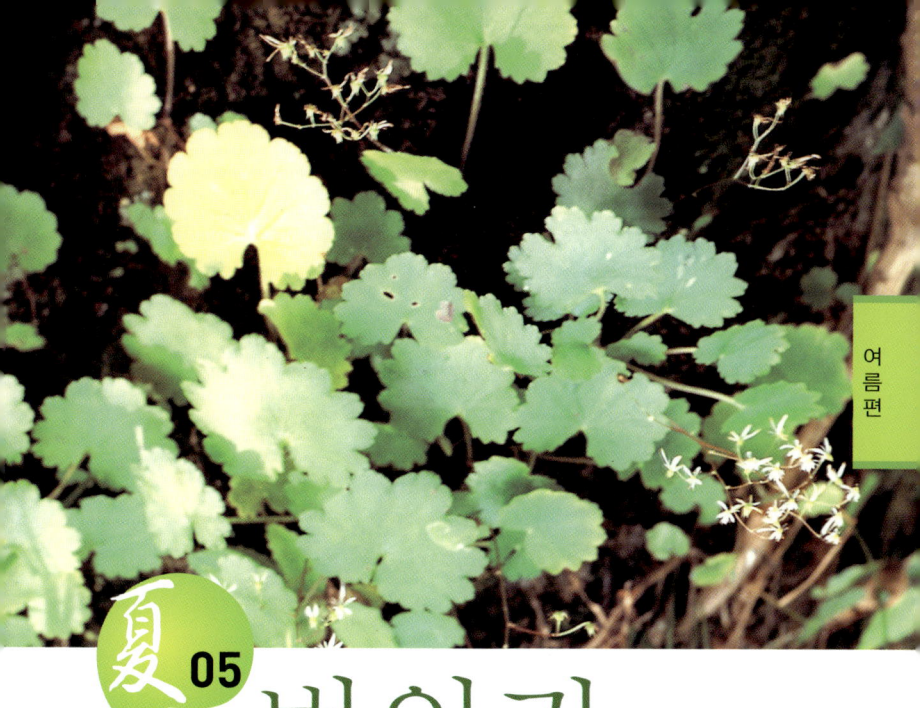

여름편

夏 05 범의귀

Saxifraga furumii Nakai

- 범의귀과
- 생약명 : 호이초(虎耳草)
- 별명 : 노호이, 바위취, 범의귀풀, 석하엽

① 잎을 채취하여 잘라 씻는다.
② 종기의 고름제거에는 불에 가볍게 쬐어 굽는다.
③ 걸쭉하게 하여 가제에 넓게 편다.
④ 환부에 하루 1~2회 갈아 붙여 준다.
⑤ 화상, 동상, 종기 등에는 생잎을 비벼서 환부에 붙인다.

생김새와 특징

범의귀는 고산지대에서 자라며 높이는 약 20cm이다. 전체에 털이 조금 난다. 잎은 뿌리에서 뭉쳐나고 잎자루가 거의 없으며, 긴 타원형 또는 주걱 모양인데 두껍고 털이 있다.

7~8월에 뿌리에서 높이 20cm 정도의 꽃줄기가 나와 그 끝에 한자로 사람 人자 모양의 흰 꽃이 취산상 원추꽃차례로 성기게 핀다. 꽃잎은 다섯 장이다. 산의 계곡 사이 습기가 많은 장소에 잘 자라고, 홍자색의 덩굴을 뻗어서 왕성하게 번식한다.

범의귀는 풀잎에 난 털이 호랑이 귀 털 같고 꽃 모습이 호랑이 귀를 닮았다고 해서 '범의귀' 라는 이름이 붙은 식물이다.

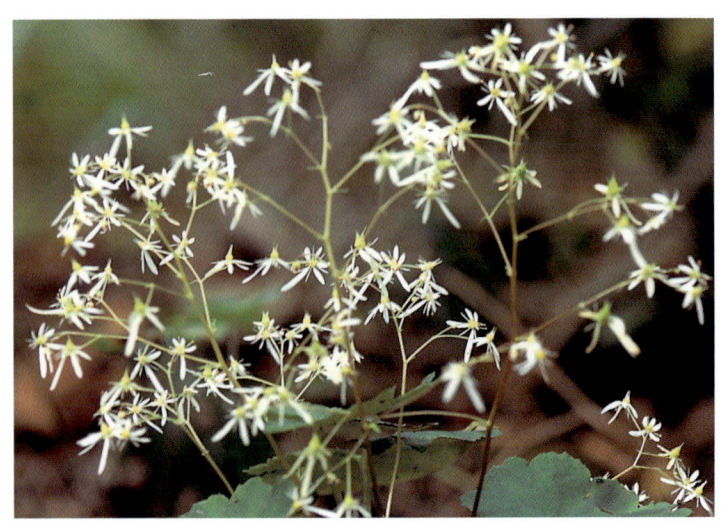

범의귀 꽃

7~8월경, 꽃피는 시기에 충분히 생육한 잎줄기를 채취하여 햇볕에 말린 것을 범의귀, 즉 호이초(虎耳草)라 한다. 이뇨에 효과가 있는 질산칼륨이나 염화칼륨을 함유하고 그 외 타닌과 고미질인 베르게닌(bergenin)을 함유하고 있다.

예부터 어린이의 경련에 묘약으로 사용해 왔다. 잎의 즙을 소금과 섞어서 마시게 하면 효과를 볼 수 있다. 경련에는 혀를 물지 않도록 이빨 사이에 가제로 싼 스푼 등을 끼워두고, 발을 따뜻하게 하고 머리를 차게 해 주면 보통 몇 분 이내에 좋아진다.

종기의 고름을 제거하는 데는 생잎을 불에 가볍게 쬐어 구워서 환부에 바른다. 하루에 2~3회 다시 발라준다. 또 생즙을 외상이나 외이염으로 문드러진 곳에 바른다. 생잎은 튀겨서 먹기도 한다. 하루 10g을 컵 3잔의 물에 넣어 반으로 줄 때까지 약한 불로 달여서 식후 2시간 정도 지난 공복에 3회로 나누어 마시면 위와 장에도 좋다.

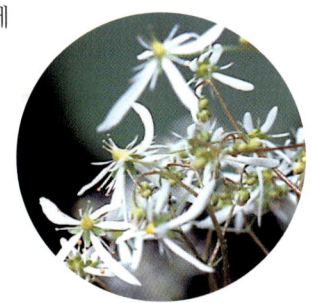

여름편

약효   청열, 해독, 거풍, 중이염, 습진, 단독

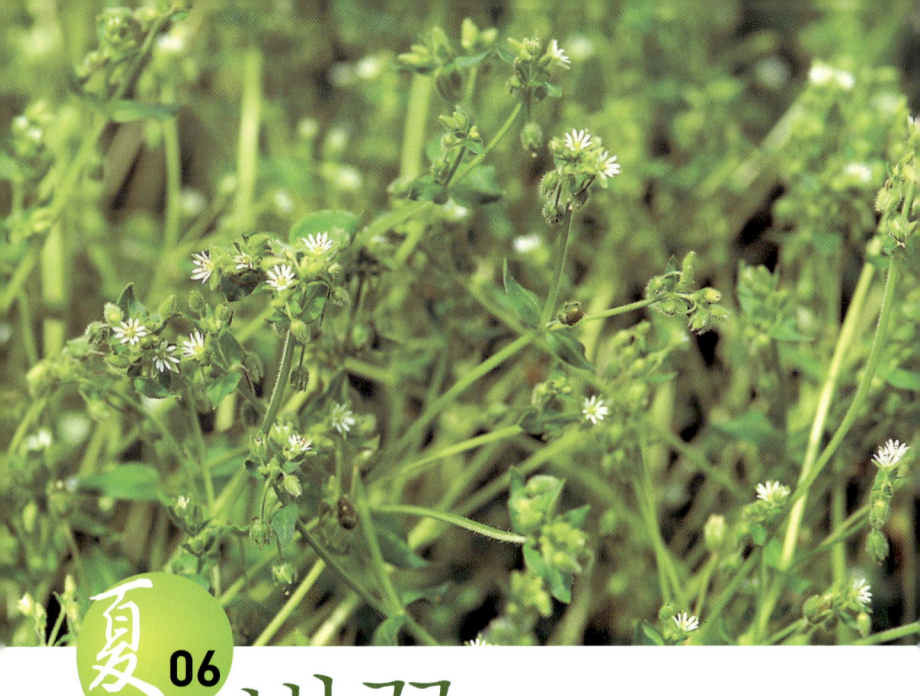

별꽃

Stellaria media (L.) Vill.

- 석죽과　• 생약명 : 번루(繁縷)
- 별명 : 자초, 빈쿨

① 봄부터 여름에 지상부를 잘라 씻는다.
② 2~3일간 햇볕에 말린다.
③ 말린 잎을 갈아 소금을 넣고 볶는다.
④ 별꽃 잎가루를 치약 대신 사용하여 잇몸에 가볍게 문질러 준다.
⑤ 껌처럼 씹어서 즙을 내어 먹으면 염증 방지에 효과가 있다.

생김새와 특징

꽃받침, 꽃잎, 피어 있는 모습 모두가 별과 같다 하여 별꽃이다. 꽃이 필 때 꽃받침만 보아도 별과 같고, 꽃잎만 보아도 별과 같고, 꽃이 피어 있는 식물 전체 모습을 보아도 밤하늘의 별과 같다. 속명 Stellaria도 별이라는 뜻이다.

전국적으로 분포하며 들이나 밭과 길가에서 자란다. 월년초로 가을에 파종하여 겨울을 나고 4~6월에 꽃이 핀다. 원줄기는 높이 15~30cm 정도이나 밑에서 가지가 많이 나와 총생(叢生, 모여나기)한 것처럼 보이고 줄기에 1줄의 털이 있다. 마주나는 잎은 엽병이 위로 갈수록 짧아지고 잎몸은 길이 8~15mm 정도의 달걀 모양으로 양면에 털이 없으며 가장자리가 밋밋하다. 취산꽃차례에 열리는 꽃은 백색이다. 월동맥류 포장에서 문제 잡초가 되기도 한다.

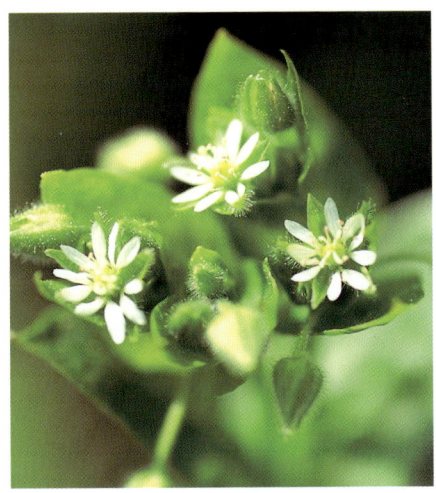

별꽃

이용법

꽃이 필 때 별꽃의 전체를 채취하여 햇볕에 말린 것을 옛날부터 '번루(繁縷)'라 한다. 종종 별꽃이 맹장염에 효과가 있다고 책에 기록되기도 하는데 불확실하다. 예로부터 건조시킨 별꽃 뿌리줄기를 빻아 가루로 만든 것에 같은 양의 식염을 섞은 것을 '별꽃소금'이라 한다.

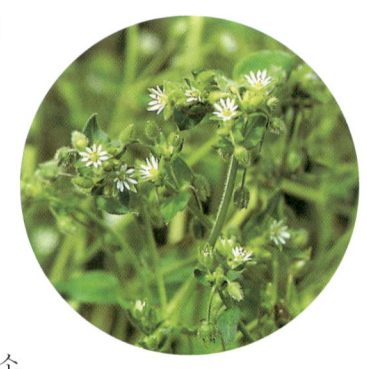

이것을 치조농루(齒槽膿漏, 잇몸에서 고름, 피가 나오거나 이가 흔들리는 질환의 총칭)가 있을 때에 사용하면 잇몸이 튼튼해지고 치조농루도 예방하는 효과가 있다.

부스럼에는 달걀 껍데기를 구워서 분말로 하여 별꽃의 즙과 잘 개어서 붙여준다. 건조해지면 하루 2~3회 다시 발라준다. 또한 별꽃이 어릴 때에는 식용으로 쓴다. 어린 별꽃 잎줄기를 살짝 데쳐 말린 후 떫은맛이 빠지면 무쳐 먹는다.

약효 충치, 치조농루 예방, 최유, 타박상

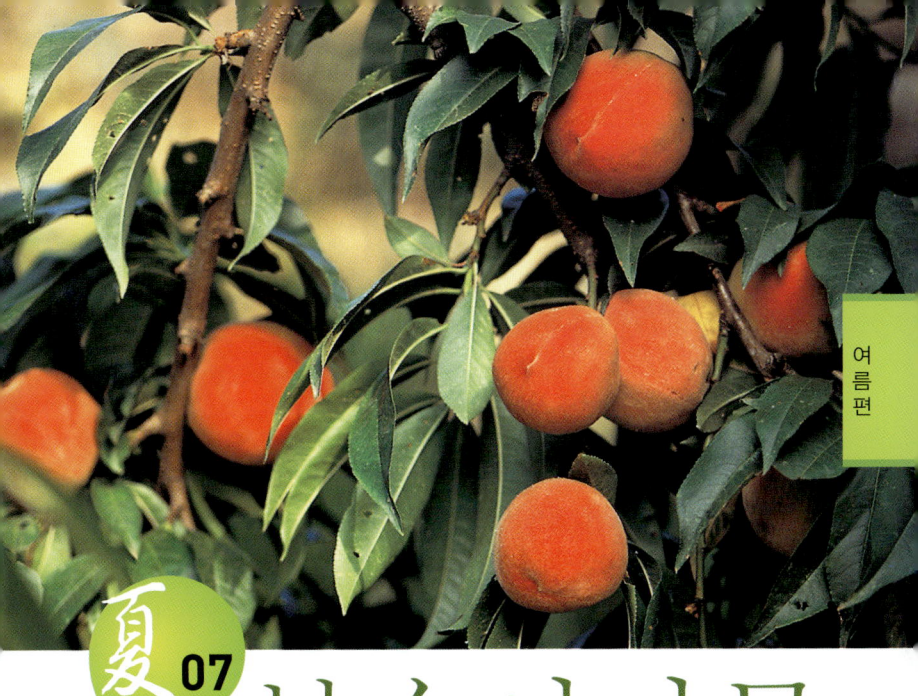

여름편

夏 07 복숭아나무

Prunus persica (L.) Batsch for. *persica*

- 장미과 • 생약명 : 도인(桃仁), 도근(桃根), 도엽(桃葉)
- 별명 : 복사나무, 도인, 백도화

① 여름에 잎을 모아서 2~3일간 햇볕에 말린다.
② 종이봉투에 넣어 그늘지고 서늘한 곳에 보관한다.
③ 복숭아잎 달인 물을 차게 식혀 바르면 땀띠에 묘약이다.
④ 복숭아잎을 끓여서 목욕물에 섞어주면 피부에 좋다.

생김새와 특징

중국이 원산지로 장미과의 갈잎 작은큰키나무이다. 높이는 3미터 정도이며, 잎은 어긋나고 피침 모양으로 잎가에 뭉툭한 톱니가 있다. 꽃은 4~5월에 잎보다 먼저 흰색 또는 연붉은색의 꽃잎이 5개로 잎겨드랑이에 한 개 또는 두 개씩 핀다. 열매는 큰 공 모양으로 7~8월에 누렇거나 붉게 익는다.

중국에서 복숭아(桃)는 '선과(仙果)', '선인도(仙人桃)' 등으로 불리며 불로불사의 선인들이 즐겨 먹는 과일로 알려져 있다. 그렇기 때문에 복숭아는 장수의 상징이며, 사기(邪氣, 질병 등을 일으키는 나쁜 기)를 물리치는 과일로서 귀하게 여겨져 왔다. 우리가 잘 알고 있는 중국의 『서유기(西遊記)』에서도 한 개만 먹으면 3천 년을 살 수 있다는 복숭아 이야기가 등장한다. 손오공은 이 장생할 수 있는 복숭아를 훔쳐, 천상계(天上界)로부터 추방당하게 된다.

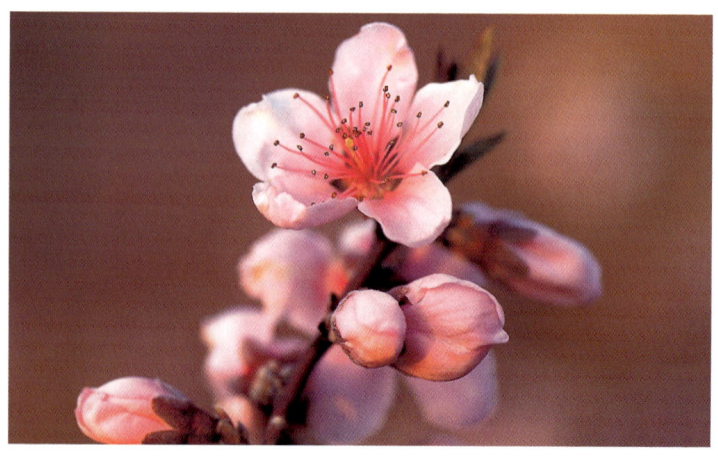

복숭아 꽃

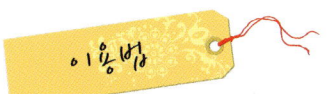

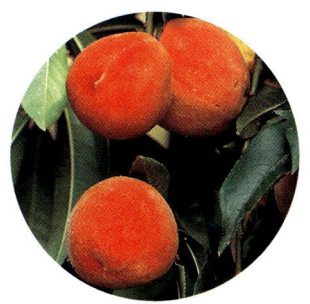

복숭아

씨앗을 채집하여 딱딱한 껍질을 벗긴 종인(種仁)을 도인(桃仁)이라 한다. 지방유 등을 함유하며, 한방에서 소염·진통 등의 목적으로 부인병 등에 처방 조제한다. 3월 하순~4월 상순경 반쯤 벌어진 하얀 꽃봉오리를 채집하여 그늘에 말린 것은 백도화(白桃花)라 한다.

배당체인 캠페롤(kaempferol) 등을 함유하며, 한방에서 이뇨·완화제로 처방 조제한다. 그러나 도인·백도화 모두 강한 성분이 있으므로 전문가와 상담하여 이용하는 것이 좋다. 7~8월경 잎을 따서 생잎은 1회 500g, 햇볕에 말린 것은 2~3줌을 헝겊주머니에 넣어 목욕재료로 이용하면, 타닌(tannin) 등이 물에 녹아서 습진·가려움증·땀띠 등에 좋다. 또 건조한 잎 5~10g을 컵 1잔의 물에 넣고 반 정도로 될 때까지 달인 액을 가제에 적셔 환부에 바르고 파우더를 뿌려주면 금방 낫는다. 치질, 탈홍에는 잎 20g을 위와 같은 요령으로 달인 액으로 하루 한 번 좌욕한다.

약효: 소염, 수렴, 관절 류머티즘, 타박상, 어혈종통, 옹종, 습진, 종창, 신경통, 이뇨

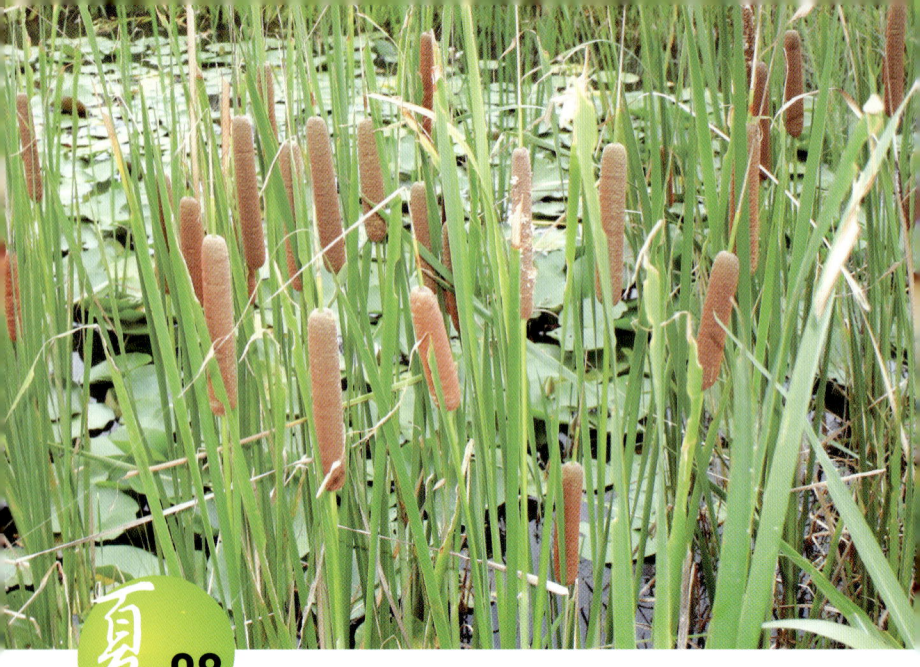

부들

Typha orientalis C.Presl

- 부들과
- 생약명 : 포황(蒲黃)
- 별명 : 포초, 향포, 소향포, 약, 갈포, 포화

① 수꽃의 화분을 2~3일간 햇볕에 말린다.
② 종이봉투에 넣어 그늘지고 서늘한 곳에 보관한다.
③ 종기나 가벼운 화상 등에 뿌린다.

생김새와 특징

부들은 전국적으로 분포하고 강가와 연못가 및 수로에서 잘 자라는 다년생 초본으로 뿌리줄기나 종자로 번식하는 수생식물이다.

줄기는 원주형이고 높이 100~150cm로서 털이 없으며 밋밋하다. 잎은 선형이고 길이 60~110cm로서 털이 없으며 밑부분이 원줄기를 완전히 둘러싼다.

암수한그루이고 7~8월경 잎 속에서 줄기를 뻗어 그 끝에 이삭을 피운다. 이삭에는 노란 화분이 붙어 있는데 이것을 약으로 한다. 잎이 부드러워 부들부들하다는 뜻에서 부들이란 이름이 붙었다. 잎으로 방석을 만들고, 화수는 꽃꽂이용으로 이용한다.

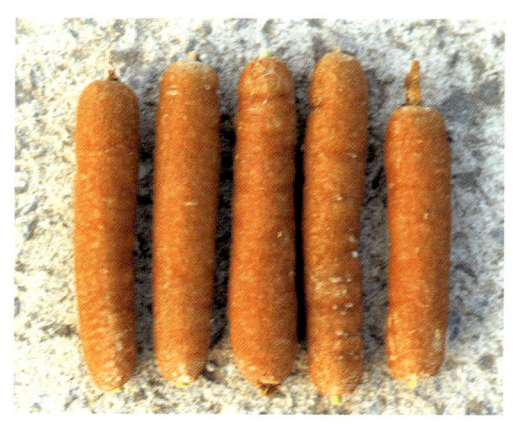

부들의 꽃이삭

6~8월, 부들의 턱잎에 감겨 있는 꽃이삭이 자라서 포가 떨어지면 황색 수꽃이 보인다. 수꽃 이삭이 익으면 황색 꽃가루를 낼 때 채취하여 꽃가루를 그늘에 말린 것을 '포황(蒲黃)'이라 한다.

플라보노이드(flavonoid) 배당체의 이소람네친(isorhamnetin) 및 지방유를 함유하고 있다. 어떤 부들이라도 좋은데 6~7월경 수꽃에 붙은 화분을 모아서, 2~3일간 햇볕에 말리고 종이봉투에 넣어 둔다. 종기 때문에 헐어 있을 때나 가벼운 화상 등의 경우에 하루 한 번 정도 흩뿌린다. 환부가 짓무르던 것이 금방 건조되면서 낫는다.

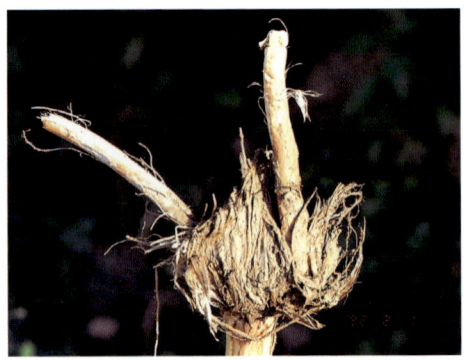

부들 뿌리줄기

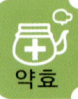

소염, 이뇨, 대하증, 지혈, 항염, 타박상

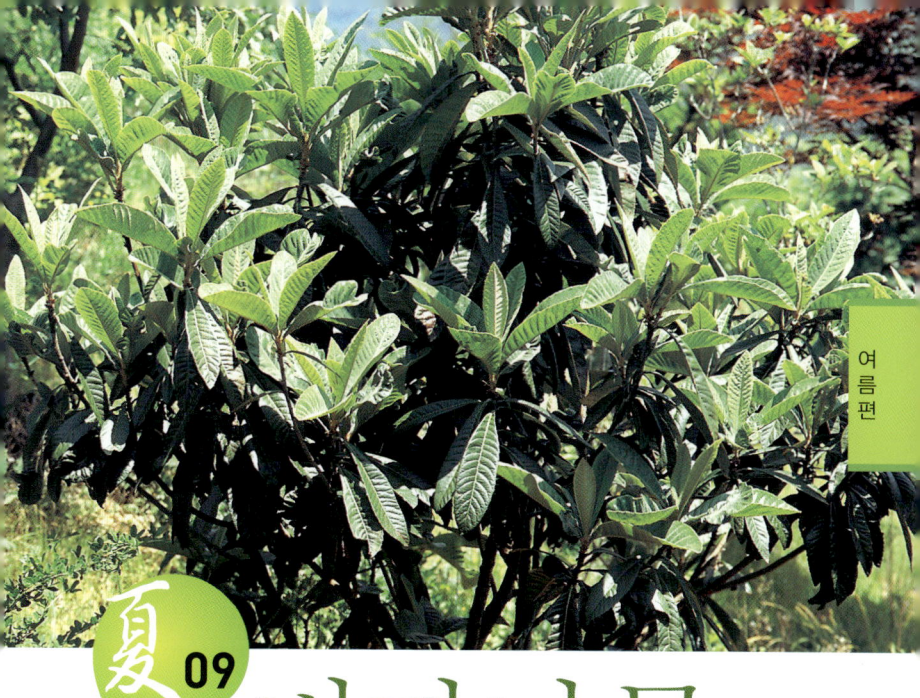

여름편

夏 09 비파나무

Eriobotrya japonica (Thunb.) Lindl.

- 장미과   • 생약명 : 비파엽(枇杷葉), 비파인(枇杷仁)
- 별명 : 비아, 외감, 비파

① 잎을 씻는다.
② 2~3일간 햇볕에 말린다.
③ 잘라서 종이봉투에 넣어 그늘지고 서늘한 곳에 보관한다.
④ 간기능개선, 더위 먹었을 때 달인 물을 마시고, 두드러기에는 발라 준다.
⑤ 헝겊주머니에 싸서 우린 물에 씻으면 피부병이 치료된다.

생김새와 특징

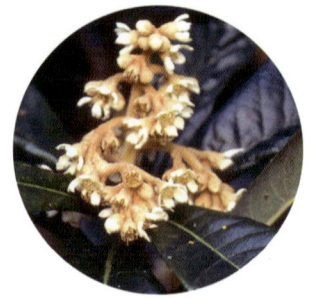
비파 꽃

장미과의 늘푸른큰키나무이다. 높이는 5~10미터이며, 가지가 굵고 잎의 뒷면과 더불어 연한 황갈색 털이 배어난다. 잎은 어긋나고 거꾸로 된 피침 모양이며, 가장자리에 톱니가 있다. 10~11월에 원추꽃차례로 흰 꽃이 피고, 다음 해 6월에 구형 또는 타원형의 누런 열매가 익는데 열매는 식용한다. 한국, 일본, 중국 등지에 분포한다. 한명 비파(枇杷)에서 유래하였다. 중국 고서에는 '잎이 비파(琵琶)라는 악기를 닮은 나무'로 기록되어 있다.

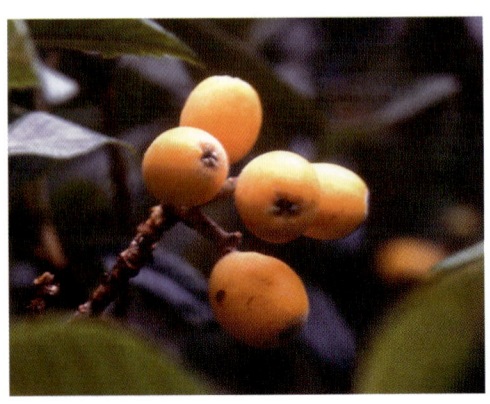
비파 열매

비파 잎에는 타닌(tannin), 아미그달린(amygdalin) 등의 성분이 함유되어 있다. 벌레 물린 데, 습진, 땀띠, 옻 오른 데 등에는 비파나무 잎 10~20g을 컵 1잔의 물에 넣고 반 정도로 될 때까지 진하게 달여서 식힌 후, 냉습포해주면 치료 효과가 좋다. 독벌레 등에는 처음에 물린 부분의 피부를 잡고 독액을 빼낸 후 습포한다.

또 헝겊주머니 속에 잎을 많이 채워 욕조에 띄워 목욕하면 옻 오른 데나 땀띠에 효과가 있다. 여름 설사나 식중독에는 비파나무 달인 액을 식후 2~3회 나누어서 따뜻하게 하여 마신다.

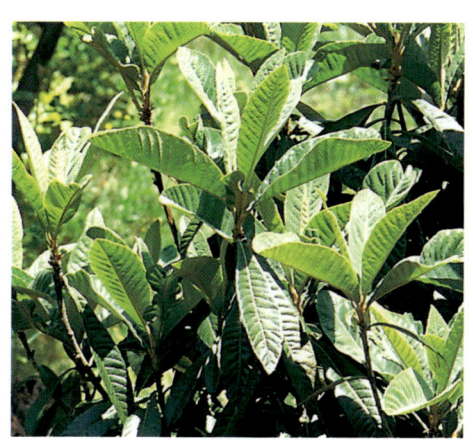

비파나무 잎

소염, 수렴, 지사, 이뇨, 거담, 해수, 비만, 관절 동통, 독충, 땀띠, 피부염

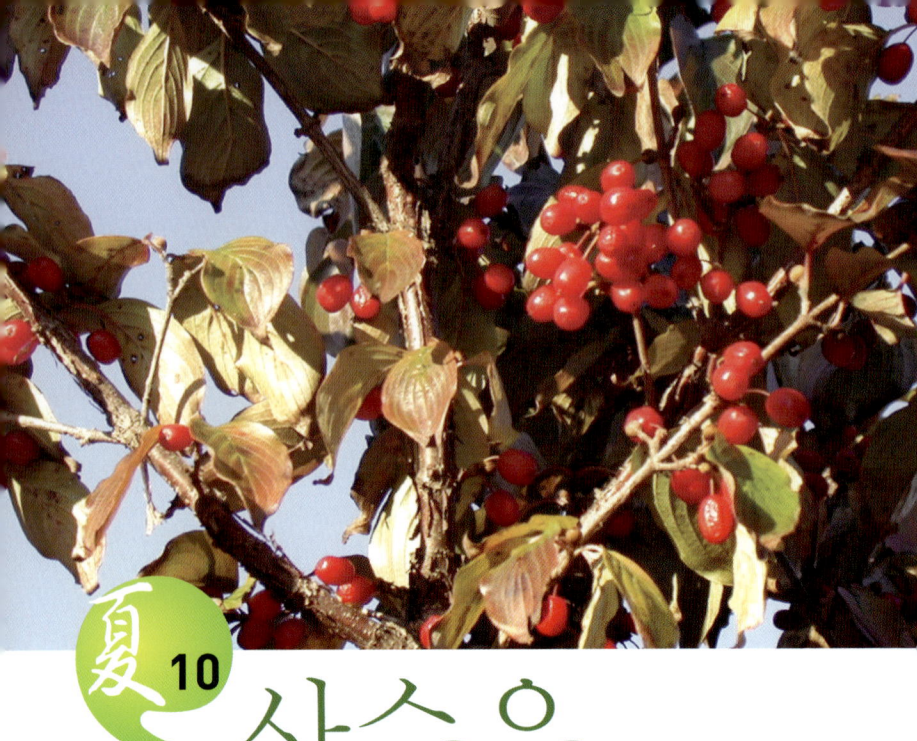

산수유
Cornus officinalis Sieb. et Zucc.

- 층층나무과
- 생약명 : 산수유(山茱萸)
- 별명 : 약조, 석조, 수유

① 10~11월경에 열매를 채취하여 잘 씻는다.
② 뜨거운 물에 살짝 찐다.
③ 씨를 제거한다.
④ 열매살만 햇볕에 말린다.
⑤ 말린 산수유 열매를 주전자에 넣고 보리차를 끓이는 방법과 동일하게 끓인 후 냉장고에 넣어 두고 차로 마시면 좋다. 여기에 꿀을 첨가하여 마셔도 좋다.

생김새와 특징

산수유는 갈잎 작은큰키나무로 높이가 무려 7m까지 자라며 3~4월경에 황색의 꽃이 핀다. 가지가 많고 나무껍질은 연한 갈색이며 분녹색의 작은 가지에 짧은 털이 있다. 마주보는 잎은 길이 4~12㎝ 정도의 긴 타원형으로 표면은 녹색이고 털이 적다. 잎보다 꽃이 먼저 핀다.

키를 작게 하여 화단이나 화분에서 재배하면 산수유 열매가 익어 산에 갔을 때의 기분을 조금 느껴 볼 수 있다. 아이들과 함께 열매도 따먹으며 어린 시절 고향의 향수를 느낄 수 있을 것이다.

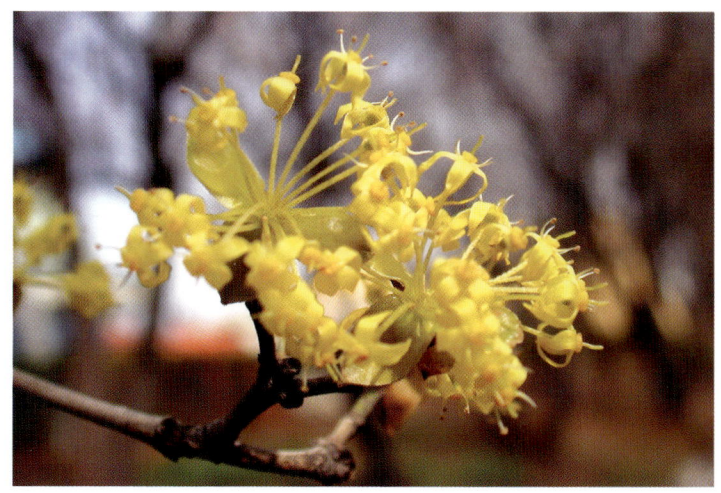

산수유 꽃

이용법

씨를 둘러싸고 있는 붉은 살을 약재로 사용한다. 열매가 빨갛게 익은 다음 불에 약간 그슬려서 냉각시킨 후 씨를 뽑아내고 햇볕에 말려 사용한다. 열매에는 코르닌(cornin), 모로니사이드(morroniside), 타닌(tannin), 올레아놀산(oleanolic acid), 비타민 A 등이 함유되어 있다. 종자에는 렉틴(lectins)이 함유되어 인체에 좋지 않으므로 제거한다.

치통, 신장 기능, 야뇨, 신경통을 개선하고 강장에 좋으며 몸을 따뜻하게 하고 허리에 힘이 빠지는 증상과 동통에 효능이 있다고 한다. 열매 10g에 물 700㎖를 넣고 중불에서 반으로 달인 액을 나누어 조석으로 식간(식후 2시간 정도 지난 공복)에 병세가 호전될 때까지 복용하면 좋다.

자양강장, 피로회복, 냉증, 저혈압증, 불면증 등에는 소주 1.8ℓ에 건조시킨 산수유 200g, 생열매는 800g의 비율로 넣어서 산수유술을 만들어서 매일 취침 전에 한 잔씩 마시면 좋다.

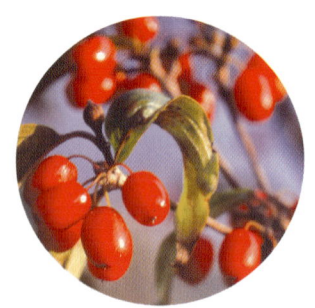

산수유 열매

약효 신장기능, 야뇨, 두통, 신경통, 자양강장제, 피로회복

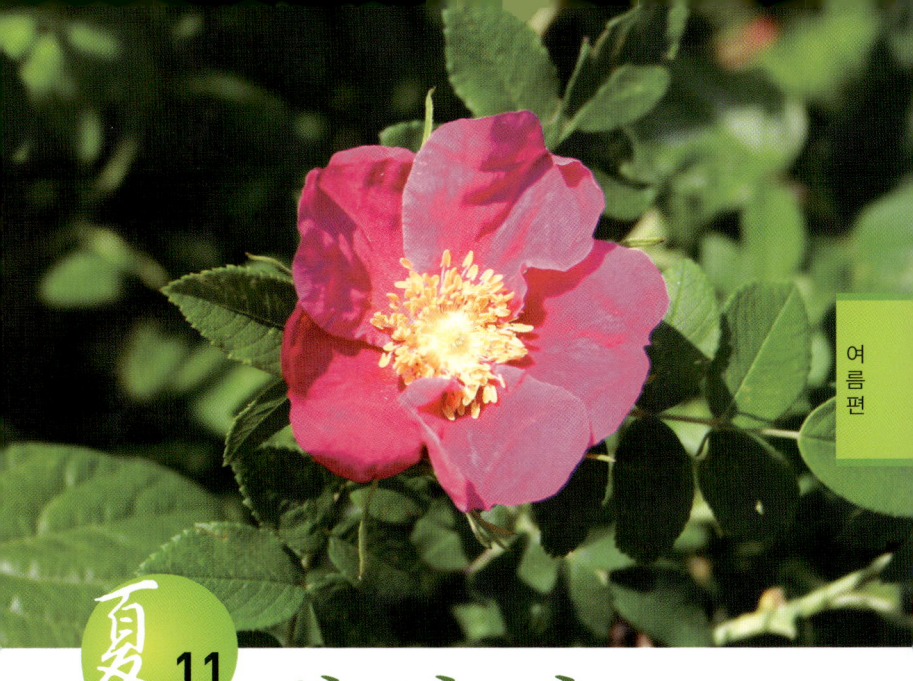

여름편

夏 11 생열귀
Rosa davurica Pall.

- 장미과
- 생약명 : 자민과(刺玟果), 산자민(山刺玟)
- 별명 : 산해당화, 자민장미

① 8월말부터 열매를 채취하여 잘 씻는다.
② 종자는 빼내어 오일 원료로 쓴다.
③ 열매살을 햇볕에 말린다.
④ 생열귀 잎을 채취하여 말린다.
⑤ 말린 생열귀를 주전자에 넣고 보리차를 끓이는 방법과 동일하게 끓인 후 냉장고에 넣어 두고 차로 마신다.

생김새와 특징

생열귀나무의 높이는 1~1.5m 정도이며, 뿌리는 굵고 길며 짙은 갈색이다. 가지는 암자색이며 털이 없다. 작은 가지와 잎자루 기부(基部)에는 한 쌍의 가시가 있다.

잎은 긴 원형이거나 넓은 피침형으로, 길이는 1~3.5㎝, 너비는 0.5~1.5㎝이다. 잎의 윗면은 짙은 녹색이고 털이 없으며 밑면은 회백색이고 짧고 부드러운 털이 있다.

꽃은 단생 혹은 2~3개로 짙은 홍색을 띠며 지름이 약 4㎝이다. 열매는 구형 또는 둥근 달걀 모양으로 지름이 1~1.5㎝이며 적색이다. 꽃은 6~7월에 피고 열매는 8~9월에 맺는다. 과장과 과폭은 1.2~1.8㎝ 정도이며 과실 내의 종자수는 24~30여 개, 천립중은 7.8g 정도이다.

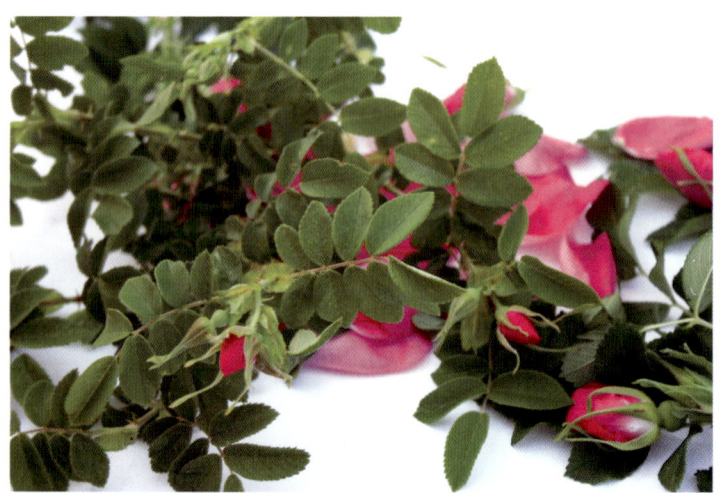

생열귀 잎

미국이나 유럽을 여행하다 보면 '로즈힙(Rose Hip)'이라는 천연비타민과 오일 등이 약국 및 건강식품점의 주요한 자리를 차지하고 있다. 특히 생열귀에서 추출 가공한 비타민제는 가정마다 구비되어 식생활의 영양 부족분을 메워주고 있다.

비타민 C의 보고(寶庫)로써 생열귀나무의 중요성이 부각됨에 따라 생열귀나무의 자원화가 꾸준히 추진되어 왔다. 생열귀가 본격적으로 가공되어 우리의 곁으로 다가오면 그 수요는 매우 크리라 본다.

여름편

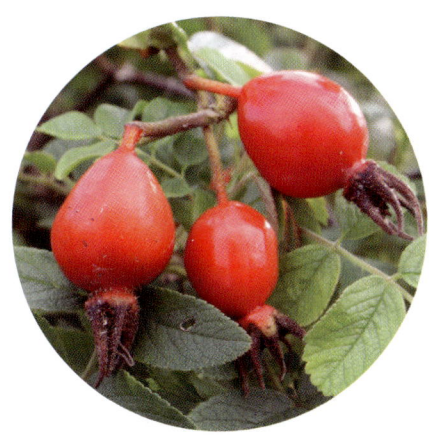

생열귀 열매

약효   항암, 동맥경화, 노화 방지, 소화불량, 월경과다

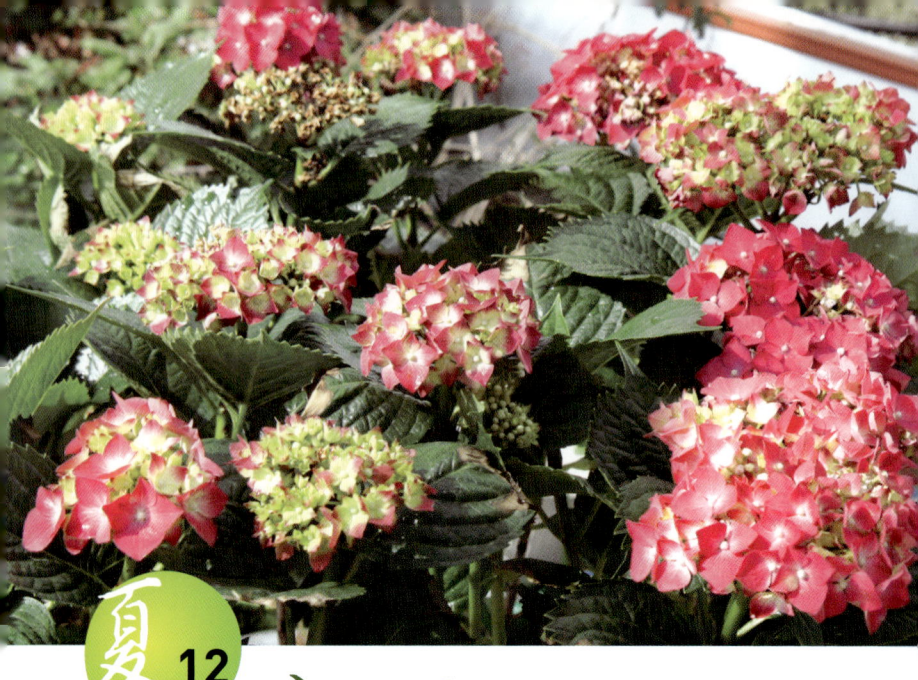

수국

Hydrangea macrophylla (Thunb.) Ser.

- 범의귀과   • 생약명 : 팔선화(八仙花)
- 별명 : 자양화

① 꽃이 필 때 날씨가 좋은 날 꽃을 따서 씻는다.
② 2~3일간 햇볕에 말린다.
③ 종이봉투에 보관하며, 감기 등의 열을 내리는 효과가 있다.
④ 뿌리를 포함한 수국 전체를 건조하여 해열제로 쓴다.

생김새와 특징

따뜻한 해안 등에 자생하던 수국은 일본에서 육성하여 서양에 전해졌는데, 서양에 전해진 것은 꽃이 보다 크고 연한 홍색, 짙은 홍색, 짙은 하늘색 등으로 화려해졌다. 줄기는 무리 지어 나오며, 잎은 마주나고 달걀 모양으로 끝이 뾰족하며 가장자리가 톱니 모양이다. 꽃은 중성화로 6~7월에 피며, 3~5장의 꽃받침이 꽃잎 모양으로 발달하여 남색으로 반원 모양이 되는데, 나중에 하늘색이나 분홍색으로 변하기도 한다.

초여름 풍성하게 꽃이 피어 화단을 시원하게 장식해 주는 정원수로서 더 많이 알려져 왔으나 특히 심장질환을 치료하는 한약재로서도 효능이 좋은 식물이므로 화단이나 큰 화분에 심어 재배하면 필요 시 유용하게 사용하게 될 것이다.

수국은 열매를 맺지 못하는 식물로 옛날에는 꽃을 말려 약으로 사용했는데 요즘은 관상용으로 많이 가꾼다. 한자로 수구화(繡毬花)라고도 하는데, 비단으로 수를 놓은 것 같은 둥근 꽃 모양 때문에 생긴 이름이다. 또한 수국은 흙에 따라 색깔이 변하는 성질이 있는데, 흙이 산성이면 꽃은 파란색이 강해지고 알칼리성이면 붉은색이 더 선명해진다.

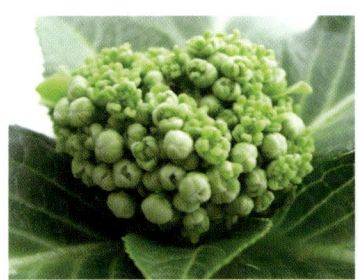
수국 꽃봉오리

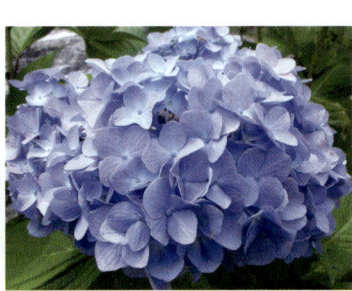
수국 꽃

개화기에 꽃을 채집하여 꽃송이를 햇볕에 말린 것을 자양화(紫陽花) 또는 팔선화(八仙花)라고 한다. 꽃의 색소는 안토시아닌으로 유기산인 3-카페오이린산(3-caffeoylic acid) 등과 배당체인 히드란게놀(hydrangenol) 등을 함유하고 있다.

민간에서는 감기 등으로 발열·기침이 있을 때 이용한다. 건조한 꽃을 1일 양 10g을 3컵의 물에 넣어 반이 될 때까지 끓인 후 찌꺼기를 버리고 식간(식후 2시간 정도 지난 공복)에 3번으로 나누어 마신다. 열을 내리고 감기 치료 효과가 있다. 꽃이 피는 시기에 채집하여 햇볕에 말린 후 저장해 두고 이용한다.

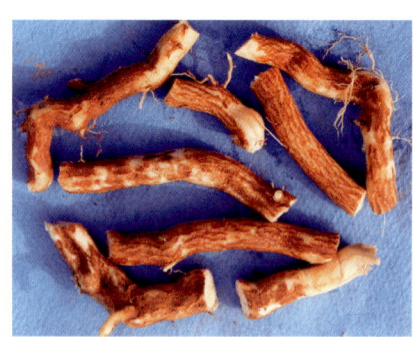

수국 뿌리

또한, 뿌리를 포함한 수국 전체를 심장질환의 강심제로 쓰고 학질 및 해열제로도 사용한다. 1회에 수국 뿌리 말린 것 3~5g을 300㎖의 물을 넣고 약한 불에서 서서히 반으로 달여서 식후에 1일 3회, 약 한 달 정도 복용한다.

학질, 해열

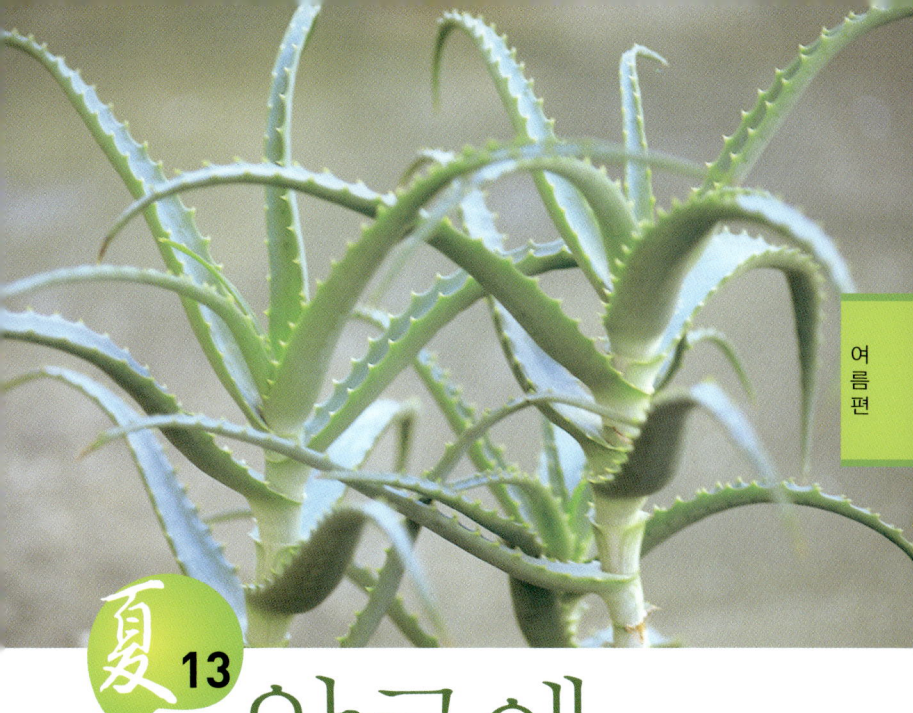

여름편

夏 13 알로에
Aloe arborescens Mill.

- 백합과   • 생약명 : 노회(盧茴)
- 별명 : 노회나무, 눌회

① 깨끗이 씻은 알로에는 껍질을 벗기고 젤리질만 떼어 낸다.
② 강판에 갈아 즙을 짜내어 꿀과 함께 마시면 식욕부진, 변비에 좋다.
③ 가벼운 화상, 찰과상, 타박상에 끈적끈적한 젤리 부분을 붙인다.
④ 알로에 술은 연한 잎보다 딱딱한 묵은 잎을 잘라 넣고 만든다.

생김새와 특징

알로에는 아프리카 원산의 다육식물로 온실에서는 키가 2m 이상으로 자라고, 12월경 화경을 내어 총상꽃차례를 이룬다. 꽃은 귤색이다. 화피 조각은 6개이고, 수술도 6개이며, 암술은 1개이다. 열매는 삭과(蒴果, 속이 여러 칸으로 나뉘고 칸마다 씨가 많이 들어 있는 열매)이고 3개로 갈라진다. 잎은 뿌리와 줄기에 달리며 어긋나고 반원기둥 모양이며 잎 가장자리에 날카로운 톱니 모양의 가시가 있다. 밑부분은 넓어서 줄기를 감싸며 로케트 모양으로 퍼진다. 잎 뒷면은 둥글고 앞면은 약간 들어간다.

약초에도 유행이 있어서 한때는 구기자나 컴프리가 큰 인기였는데, 알로에는 '만병에 듣는다'라고 하여 꾸준히 화제가 되고 있다. 관엽식물로 온실에서 재배하거나 약으로 쓰려고 가정에서 기르기도 한다.

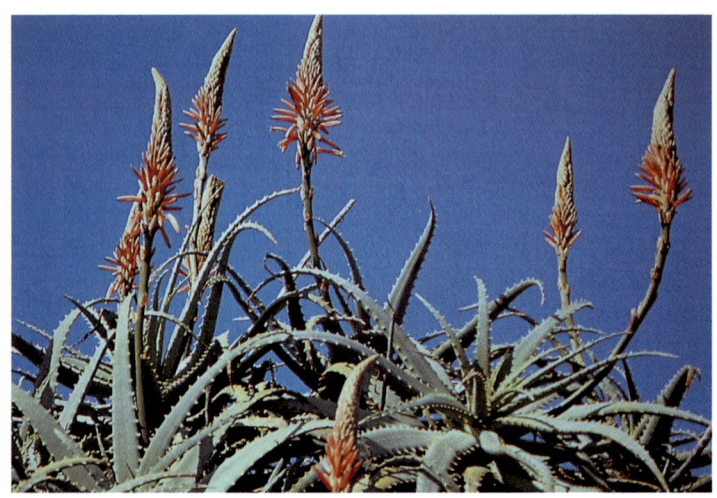

알로에

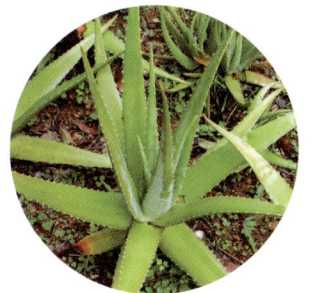

알로에

생잎에 알로인(aloin), 알로에 에모딘 (aloe emodin) 등이 함유되어 있고, 수지 성분인 알로레지노타놀 (aloresinotanol)이 들어 있다. 알로에 속의 알로인은 위장의 움직임을 정상으로 만들어 주고 설사를 멈추게 하는 작용이 있다. 알로에 에모딘에도 완하작용이 있으며 그 밖에 자궁의 수축을 촉진한다. 그러나 임부, 수유부이거나 출혈성 치질, 신장이 나쁜 경우에는 매일 복용하는 것을 피하며, 증상이 있을 때 음용한다.

과식이나 위가 더부룩할 때에는 생잎을 갈아서 작은 숟가락으로 가볍게 1술, 변비에는 작은 숟가락으로 가볍게 2술을 물과 함께 마시면 된다. 변비는 정도에 따라 개인차가 있으므로 자신에게 맞게 양을 더하거나 줄인다. 절상이나 가벼운 화상에는 알로에 껍질을 벗기고 젤리질을 꺼내 상처 부위에 붙이고 가제를 붙인 후 반창고로 고정한다.

 고미건위, 완하, 피부염

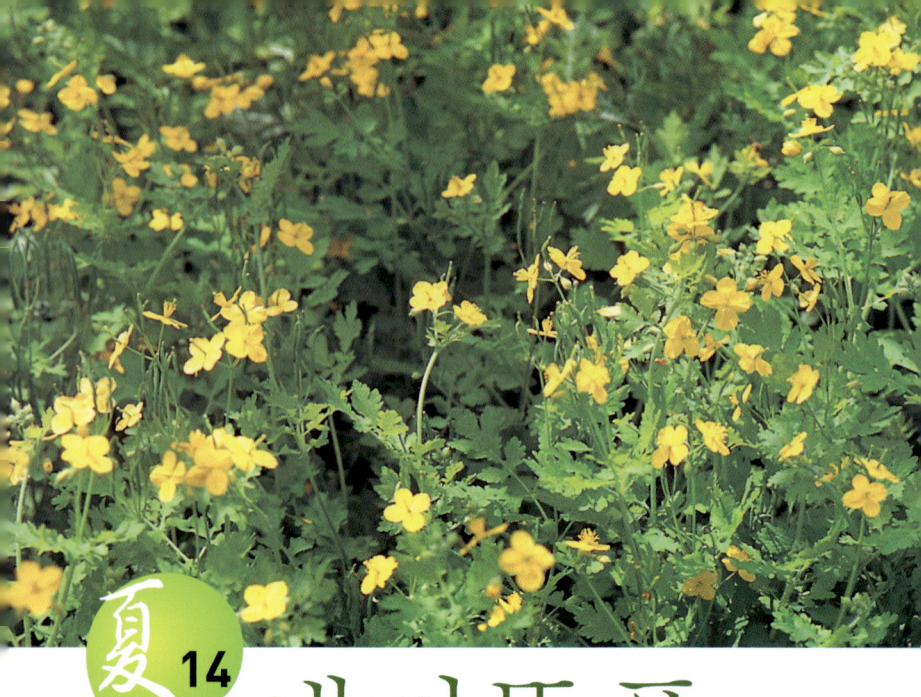

14 애기똥풀

Chelidonium majus var. *asiaticum* (Hara) Ohwi

- 양귀비과 • 생약명 : 백굴채(白屈菜), 백굴채근(白屈菜根)
- 별명 : 까치다리, 버짐풀, 토황련, 젖풀

① 봄~여름에 잎줄기를 잘라 약용 알코올에 침지한다.
② 일주일 후에 여과한다.
③ 벌레에 물리거나 가려운 환부에 바른다.

생김새와 특징

햇볕이 잘 드는 제방이나 구릉 등에서 자라는 여러해살이풀로서 풀의 키가 40~50cm가 되고 4~5월경 가지 끝에 노란 꽃을 피운다. 다수의 겨자과 식물처럼 줄기를 꺾으면 노란 즙이 나온다. 약용으로 쓴다고 하지만 다소 독성이 있기 때문에 녹즙의 원료로는 쓸 수 없다.

한때 일본에서 위암의 특효약인 것처럼 선전되었던 때가 있었는데 그 당시는 위암에 대한 치료 효과는 명확하지 않았고 단지 위염, 위궤양 등에 효과가 있었기 때문에 과대 선전이 된 경향이 있었다. 그러나 그 후 생약학자들의 연구 결과에 의하면 애기똥풀의 성분인 첼리도닌(chelidonine)은 항종양에 대한 섬유아세포의 유사분열을 억제하는 효과가 입증되었다.

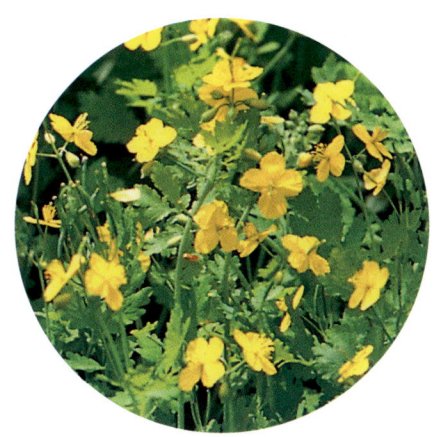

애기똥풀 꽃

애기똥풀은 식물체 내에 독성이 있기 때문에 함부로 먹어서는 안 된다. 그러나 한방에서는 '백굴채'라 하여 꽃과 잎줄기를 모두 쓰고 있다. 질병에 따라 생풀을 쓰기도 하고 말려서 쓰기도 한다.

생잎줄기 10~20g을 적당히 잘라서 약용알코올 100cc에 담가 두고 모기, 벌, 송충이 등에 쏘여서 가려울 때 그 액을 탈지면에 묻혀 환부에 바르면 효과가 있다.

건조한 풀은 물에 넣어 달여 쓰는데 진통, 진해, 이뇨 등에 효능이 있으며 기침, 백일해, 위장 통증 등에도 처방한다.

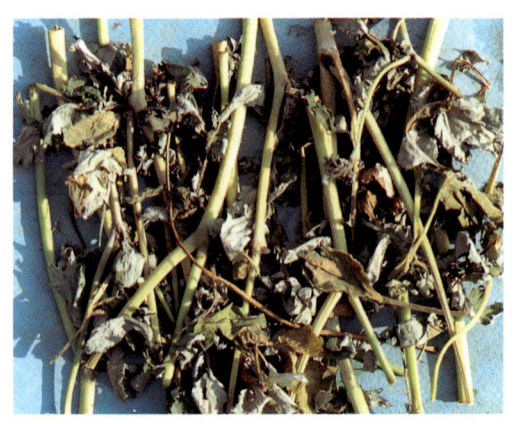

건조된 애기똥풀 잎줄기

약효 진통, 진경, 위염, 위궤양, 위암, 간장병, 이뇨, 해독, 진해

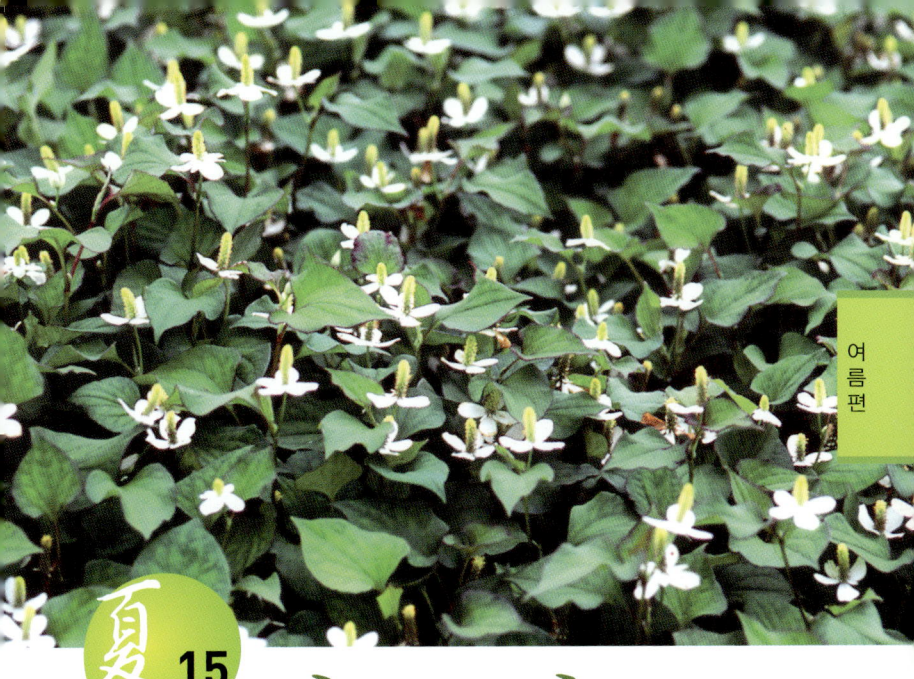

여름편

夏 15 약모밀

Houttuynia cordata Thunb.

- 삼백초과
- 생약명 : 어성초(魚腥草)
- 별명 : 집약초, 즙채, 어성채

① 생육이 왕성할 때 잎줄기를 잘라 씻어 2~3일간 햇볕에 말린다.
② 적당히 잘라서 종이봉투에 넣어 그늘지고 건조한 곳에 보관한다.
③ 상습변비나 신장병 등에는 끓는 물에 3분 정도 우려내서 차처럼 마신다.
④ 생잎줄기는 비벼서 즙을 내어 습진, 땀띠 등에 바른다.
⑤ 상처, 종기가 나면 상비약으로 생잎을 찧어서 바른다.

생김새와 특징

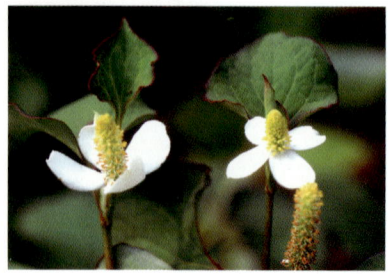

약모밀 꽃

다소 습기가 많은 반음지 등에 자생하는 여러해살이 풀로, 독특한 냄새가 있는 것으로도 알려져 있다. 높이 40㎝ 정도로 곧게 자라고, 잎은 드문드문 어긋나며 푸른빛을 띠는 암록색의 심장 모양으로 촉감이 부드럽다. 잎자루 밑에는 턱잎이 붙어 있다. 6~7월에 줄기 위쪽에 4장의 하얀 꽃 턱잎이 벌어지고, 꽃잎이 없는 황색의 작은 꽃이 수상꽃차례로 모여 핀다.

관상용으로 심기도 하나, 물고기 냄새가 나기 때문에 '어성초'라 하여 주로 약용으로 재배한다. 잎줄기는 수종, 임질, 요도염, 방광염, 매독, 중이염 개선, 중풍, 간염, 폐렴, 고혈압, 해열, 이뇨 등에 약으로 사용한다. 특유의 좋지 않은 냄새만은 어떤 사람의 코에도 민감하게 감지되어 뇌리에 강렬하게 남는다.

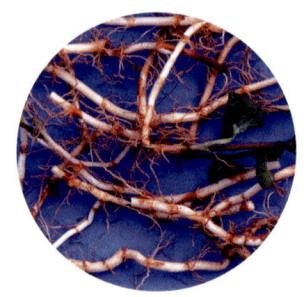

약모밀 잎과 뿌리

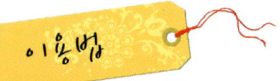

꽃이 피는 시기에 땅 위의 잎줄기를 잘라서 햇볕에 말린 것을 어성초(십약, 十藥)라 한다. 쿠에르세틴(quercetin), 칼륨염 등을 함유하며, 이뇨, 변비에 좋고 모세혈관을 튼튼하게 하는 작용이 있다고 알려져 있다. 고혈압 예방으로는 어성초를 1일 15g을 달여 마신다. 또한, 조금 많이 달여서 차 대신 마셔도 좋다.

피부병에는 생잎을 비벼서 즙을 발라준다. 습진이나 여드름, 농가진, 수두, 옻 오르는 급성피부염, 기저귀에 시달린 피부염, 완선 외에 무좀이나 백선, 기계충 등에도 효과가 있다. 겨울에는 지하경을 잘라 씻어서 즙을 내어 사용하면 좋다. 생잎줄기를 많이 모아서 욕조에 넣고 목욕하면 땀띠에 효과가 크다.

잎은 건조시키면 냄새가 없어진다. 건조한 잎을 하루 10~20g을 컵 1잔의 물에 넣고 반 정도가 될 때까지 달여서 식후 3회로 나누어서 따뜻하게 하여 마시면, 상습 변비가 있는 사람은 통변이 좋아지고, 신장병이나 방광염 등의 부종을 제거하는 데 효과가 있다.

1일량은 처음에는 소량으로 마셔보고 효과가 없으면 증량한다. 특별한 부작용이 없어 차 대신에 마셔도 좋고 나이 든 사람은 동맥경화증 예방에 효과가 있으니 항상 복용하는 것이 좋다.

여름편

 약효 항균, 완하, 이뇨, 모세혈관 강화, 피부병, 화농, 종양, 창당, 고혈압, 항암, 항바이러스

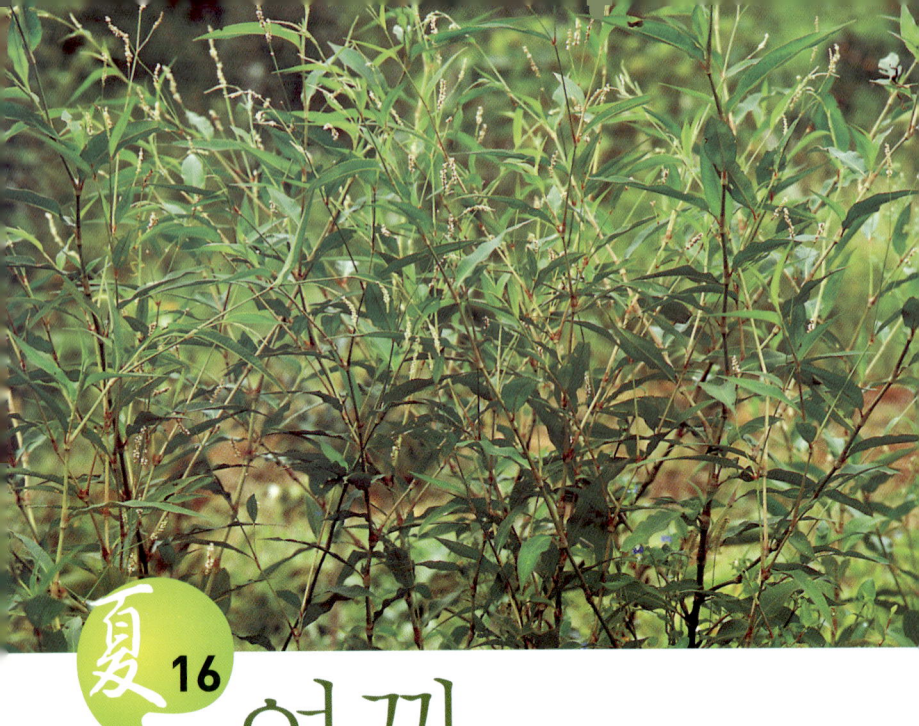

여뀌

Persicaria hydropiper (L.) Spach var. *hydropiper*

- 마디풀과   • 생약명 : 수료(水蓼), 수료근(水蓼根)
- 별명 : 료, 신채, 랄채, 노인장대

① 여름~가을에 지상부를 베어내고 잘라서 달인다.
② 타박상, 발목이 접질린 데는 냉습포를 한다.
③ 동상에는 잎을 잘라서 뜨거운 물에 넣고, 그 속에 환부를 담근다.
④ 벌레 물린 데는 생잎을 비벼서 붙인다.

생김새와 특징

전국적으로 분포하며 들이나 개울가의 습지에서 자라는 일년생 초본으로 종자로 번식한다. 6~9월에 꽃이 피며, 줄기는 높이 40~80cm로 가지가 많이 갈라진다. 잎은 어긋나기를 하며 길이 4~12cm 정도의 피침형으로 양끝이 좁고 표면에 털이 없으며 녹색이다. 씹으면 맵고 수상꽃차례에 약간 적색의 꽃이 핀다.

여뀌는 꽃이 피기 전에는 빨간 쌀알을 붙여 놓은 것처럼 있다가 일단 꽃이 피기 시작하면, 분홍빛의 작은 꽃들이 정말 예쁘다. 여뀌 이삭의 경우는 꽃망울이 맺혀 있을 때는 뱀이 혀를 날름거리는 것처럼 보이다가 어느새 보면 활짝 피어 있다. 이들 꽃들은 쌀알 정도의 크기이며 너무 작아서 일반인들 눈에는 잘 보이지 않는다.

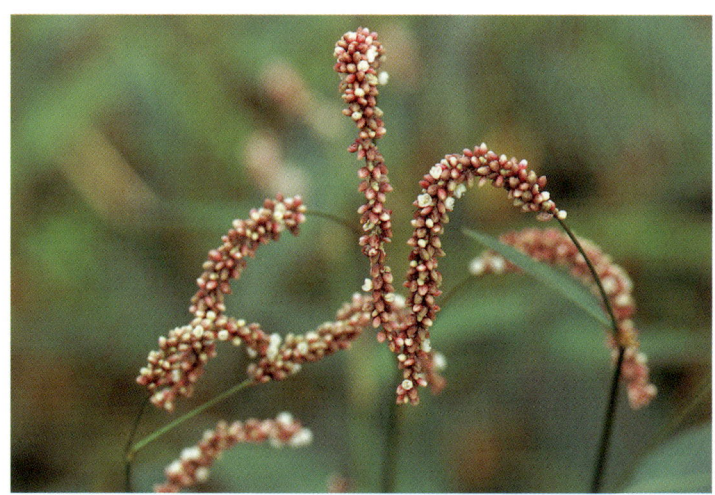

여뀌 꽃

이용법

여뀌에는 플라보노이드(flavonoid), 알칼로이드(alkaloid) 성분이 포함되어 있다.

타박상이나 발목이 접질린 데는 여뀌 잎줄기 20~30g을 컵 1잔의 물에 넣어 반 정도로 될 때까지 진하게 달여서 식히고, 가제에 적셔 냉습포를 한다. 건조해지면 하루 2~3회 교환해 준다.

동상에는 화상을 입지 않을 정도의 뜨거운 물에 잎을 잘게 잘라서 넣고 그 속에 환부를 담근다. 모기나 벌 등에 물렸을 때는 생잎을 잘 비벼서 붙여 주면 효과가 있다. 횟집에서 잘 나오는 싹 여뀌나 여뀌식초의 담담한 맛은 위벽을 가볍게 자극하여 위액의 분비를 촉진하고 소화를 돕는다.

민간에서는 귀에 벌레가 들어갔을 때, 생잎즙으로 꾀어내기도 한다. 또한, 살충제로 바르는 데 이용한다. 수박이나 막국수를 과식하였을 때 생잎줄기를 갈아서 같은 양의 갈은 생강과 섞어서 찻잔으로 한 잔가량 마시면 효과가 있다.

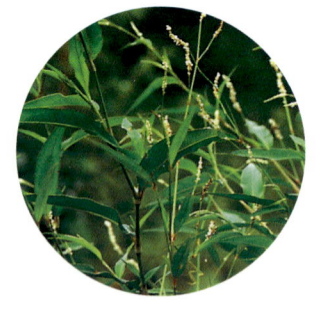

약효 소염, 수렴, 벌레 물린 데, 지혈, 고혈압, 거풍, 이질, 종기, 해독, 월경불순, 피부습진, 타박상

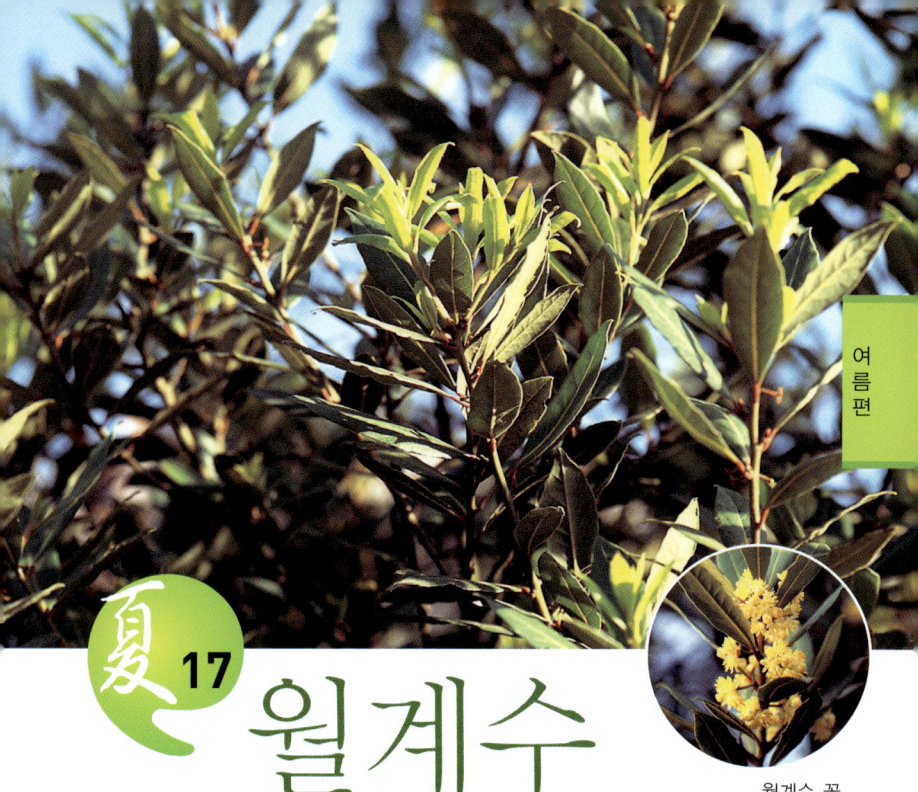

여름편

夏 17 월계수

Laurus nobilis L.

월계수 꽃

- 녹나무과 • 생약명 : 월계엽(月桂葉)
- 별명 : 층과, 감람수

① 언제든지 잎을 잘라서 씻는다.
② 2~3일간 음건한다.
③ 종이봉투에 넣어 서늘하고 그늘진 곳에 보관한다.
④ 분말로 만들어 향신료로 조림 등 서양요리에 쓴다.
⑤ 신경통, 류머티즘에는 달여 마시거나 목욕제로 이용한다.

생김새와 특징

지중해 연안 원산의 자웅이주의 늘푸른큰키나무로 나무의 키가 15m 이상이 된다. 잎은 고무질이고 비벼서 냄새를 맡으면 향기가 난다. 4~5월에 담황색의 작은 꽃이 잎겨드랑이 부분에 핀다. 정원에서 쉽게 볼 수 있는데 대부분이 수나무인 관계로 열매를 맺지 않는다.

월계수는 고대 그리스나 로마시대에 경기의 승자나 전투의 승리자 및 대(大)시인에게 월계수의 잔가지로 엮은 월계관을 만들어 머리에 씌워주어 승리와 영광을 나타냈다는 고사에서 비롯된 이름이다.

이용법

잎에는 시네올(cineol), 게라니올(geraniol) 등의 정유를 함유하고 있기 때문에 헝겊주머니에 가득 채워서 욕조에 넣어 자주 목욕하면 몸이 아주 따뜻해져서 신경통이나 오십견(견비통), 저혈압증, 냉증 등에 효과가 있다. 단, 심장병이나 알레르기가 있는 사람에겐 권장하지 않는다. 생잎을 따서 말린 분말은 향신료로 이용한다.

약효 보온, 방향성 건위, 피로회복, 신경통

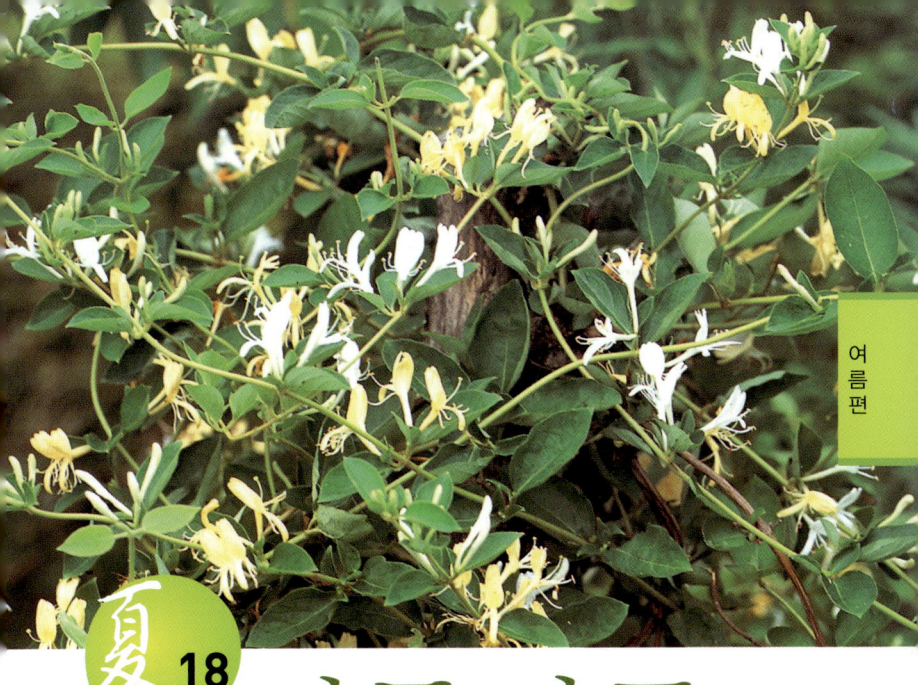

여름편

夏 18 인동덩굴
Lonicera japonica Thunb.

- 인동과
- 생약명 : 인동등(忍冬藤), 금은화(金銀花)
- 별명 : 금은화등, 인동화, 능박나무

① 잎, 줄기, 꽃을 채취하여 2~3일간 햇볕에 말린다.
② 적당히 잘라서 그늘지고 건조한 곳에 보관한다.
③ 특히 꽃 부분이 포함된 달인 물을 마시면 염증을 가라앉힌다.
④ 여름 감기나 유행성 감기 초기에도 달여 마시면 효과가 있다.
⑤ 헝겊주머니에 잎줄기를 넣어서 목욕제로 이용한다.

생김새와 특징

산지나 들에 자라며, 우리나라에 전국적으로 분포하고 있다. 반상록성 관목의 덩굴식물로 포기나누기나 종자로 번식한다. 6~7월에 꽃이 피고 3~6m 정도의 덩굴줄기는 다른 물체에 오른쪽으로 감아 올라간다. 마주나는 잎은 길이 3~8cm 정도의 난상 타원형이다. 꽃은 백색에서 황색으로 아이들이 꽃의 아래 부분을 입에 넣고 쪽쪽 빨아 단꿀을 먹는다. 열매는 둥글고 흑색으로 익는다.

어린순은 식용하며 관상용으로도 심는다.

인동은 여름에 꽃이 피어서 겨울에도 곳에 따라 잎이 떨어지지 않기 때문에 참을 인(忍), 겨울 동(冬)을 써서 인동(忍冬)이라고 한다. 금은화(金銀花)란 인동의 꽃을 보면 한 그루에서 흰 꽃과 노란 꽃이 나란히 붙어서 피기 때문에 붙여졌는데 길조를 상징하는 식물이다.

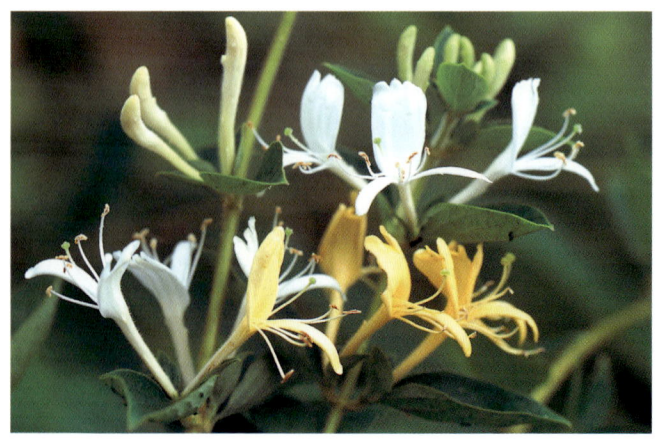

인동덩굴 꽃(금은화)

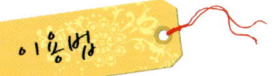

인동덩굴은 칼륨, 타닌(tannin) 등을 함유하여 소염, 이뇨제로 이용한다. 감기에 의한 발열, 편도선염, 몸의 부종 등에는 꽃봉오리를 따서 말린 인동덩굴 10g을 달여서 식후 2시간 정도 지난 공복에 3회 나누어 마신다. 너무 진하면 물과 잘 희석하여 꾸준히 복용하면 좋다. 시판하는 목 양치질약과는 달라서 조금 마셔도 부작용의 우려는 없다. 편도선염만이 아니라 구내염이나, 치통, 치조농루 등에도 효과가 있다.

가벼운 화상의 경우는 달인 액의 찌꺼기를 제거하고 다시 반 정도의 양으로 진하게 달인 액을 환부에 바른다. 이 액은 종기나 부스럼, 땀띠 등에 습포를 해주면 고름을 빨아내는 효과가 있다. 처음 달인 액은 옻 탄데, 면도날에 상처를 입은 데, 습진 등에 붙여도 효과가 좋다.

환부에 바른 다음 파우더를 뿌려두면 더욱 좋다. 같은 의미로, 땀띠나 옻에 타서 염증이 생긴 데나 습진 등에는 잎줄기를 헝겊주머니에 넣어서 목욕제로 이용하면 효과가 있다.

여름편

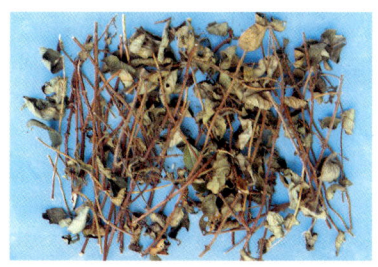

인동덩굴 경엽

 약효: 소염, 수렴, 항균, 해열, 간염, 옹종, 창독, 근골동통, 항암, 해독

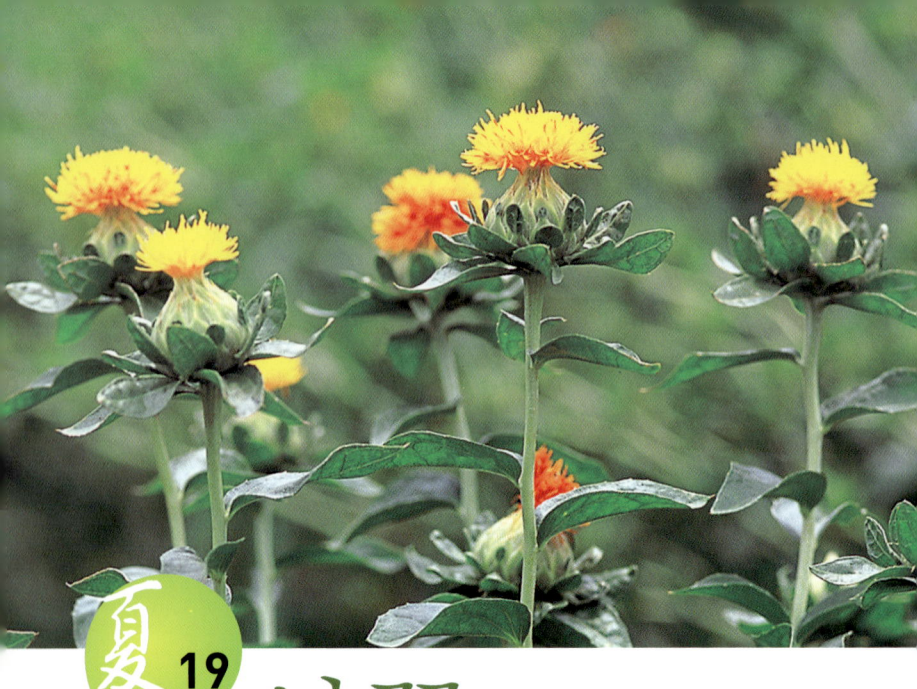

잇꽃(紅花)
夏 19
Carthamus tinctorius L.

- 국화과   • 생약명 : 홍화(紅花), 홍화자(紅花子)
- 별명 : 황람, 오람, 자홍화, 연지

① 6~7월 무렵에 황적색의 꽃을 딴다.
② 꽃봉오리는 채취하여 2~3일간 햇볕에 말린 다음 두드려서 씨앗을 받는다.
③ 꽃은 물에 씻어 황색 색소를 빼고 그늘에 말린다.
④ 부인병에는 그늘에 말린 잇꽃을 끓여서 마신다.
⑤ 종자는 가볍게 구워서 보리차처럼 끓여서 마신다.

생김새와 특징

예로부터 '사람 몸에 이롭다'고 해서 '잇꽃'으로 불려져 왔으며 한방에서는 꽃이 홍색소를 갖기 때문에 '홍화(紅花)'라고 한다. 고대의 용도는 꽃잎에서 추출한 색소로 옷감에 물을 들이는 염료와 입술 연지의 원료로 쓰였다. 이집트가 원산지인 유료작물이며, 일년생 초본으로 종자로 번식한다. 6~7월에 꽃을 피우고, 원줄기는 높이 50~100㎝ 정도로 가지가 갈라지고 털이 없다. 어긋나는 경생엽은 길이 4~8㎝ 정도의 넓은 피침형으로 가장자리의 예리한 톱니 끝이 가시처럼 된다. 1개씩 달리는 두상화는 붉은빛이 도는 황색이고, 수과는 타원형으로 백색이며 윤채가 있고, 관모가 있다. 종자는 크고 희며 광택이 있다. 우리나라 승려 담징이 일본에 전했다고 한다.

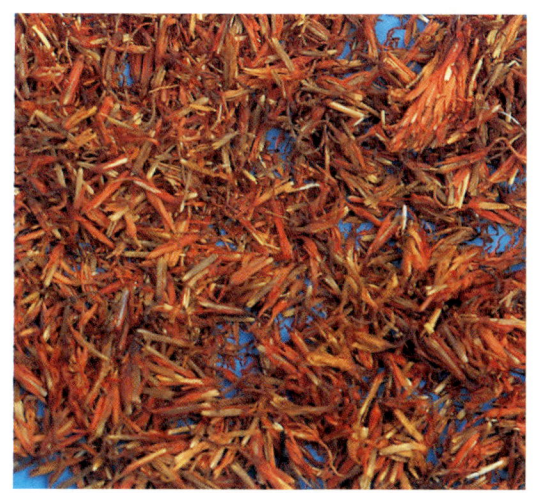

건조한 잇꽃

이용법

잇꽃에는 카사민(carthamin), 카사몬(carthamone) 등의 천연 홍색 색소가 함유되어 있으며 종자에 함유된 지방유는 리놀산이 많아 콜레스테롤의 대사를 정화시키는 작용이 있다.

특히 동맥경화의 예방약, 치료약제의 원료로 이용되고 있다. 동맥경화증의 예방에 말린 꽃이나 종자도 같이 한 줌 빻아 부수어 뜨거운 물을 부어 마신다. 하루 2~3g, 하루 2~3회 나누어서 사용한다. 또는 종자를 가볍게 구워서 끓인 물을 마셔도 좋다.

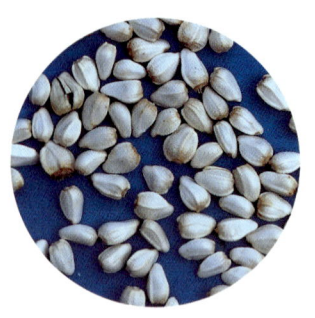

꽃은 예부터 홍색 염료, 입술 연지 원료로 쓰였으며 인체에도 무해하여 식품의 홍색 착색제로도 사용되었다. 홍화 종자는 특히 뼈의 응고작용 및 부인들의 통경약으로 널리 쓰이며 앞으로는 꽃꽂이 재료로써도 주목되는 약용식물이다.

홍화 종자

약효: 진통, 옹종, 타박상, 골절상, 동맥경화

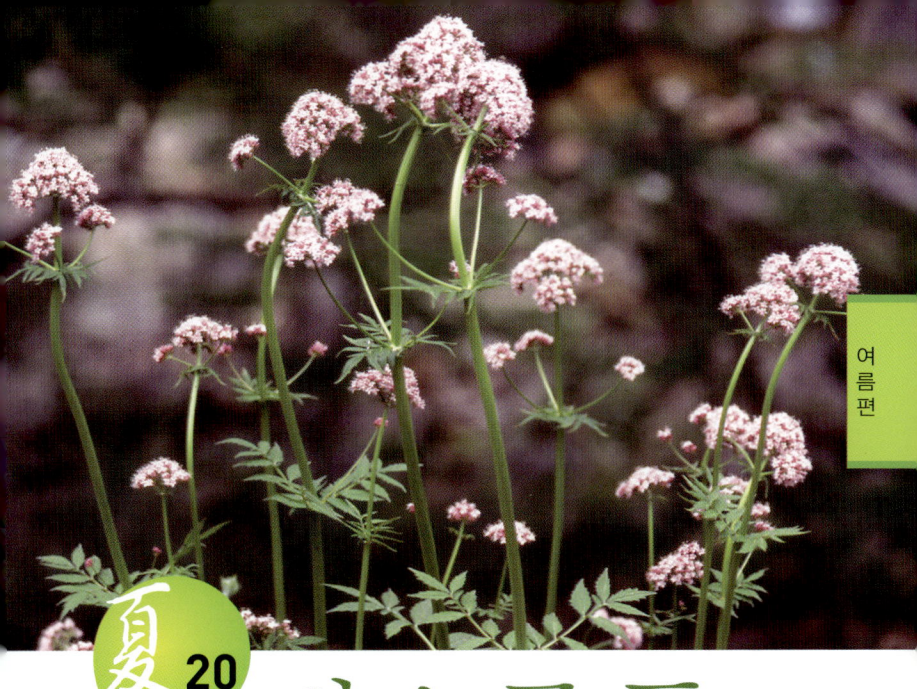

여름편

夏 20

쥐오줌풀

Valeriana fauriei Briq.

- 마타리과
- 생약명 : 길초근(吉草根)
- 별명 : 길초, 은대가리

① 여름에 뿌리줄기를 파내어 씻는다.
② 적당히 자른 후 3~4일간 햇볕에 말린다.
③ 신경과민에는 뜨거운 물로 우려서 마신다.

생김새와 특징

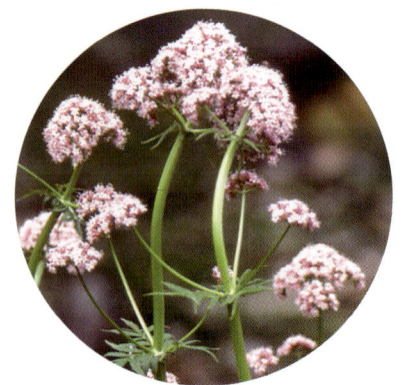
쥐오줌풀 꽃

다년생 초본으로 종자나 옆으로 뻗는 지하경으로 번식하고 원줄기는 높이 45~90㎝ 정도로 곧추 자라며 윗부분에서 가지가 갈라진다. 마디 부근에 긴 백색 털이 있고 뿌리에 강한 향기가 있다.

봄부터 여름에 걸쳐 별 모양의 옅은 분홍색 꽃이 피는데 풀밭에 삐죽삐죽 올라와 눈에 잘 띄고 어떤 것은 사람의 키보다 더 크게 자란다. 뿌리에서 심한 냄새가 나는데 쥐오줌 냄새와 비슷하다고 하여 붙여진 이름으로 어린순은 나물로 먹고, 관상용으로 심는다. 뿌리줄기는 '길초근'이라 하여 향료, 진경, 진정, 히스테리, 신경과민 등에 약으로 쓰인다.

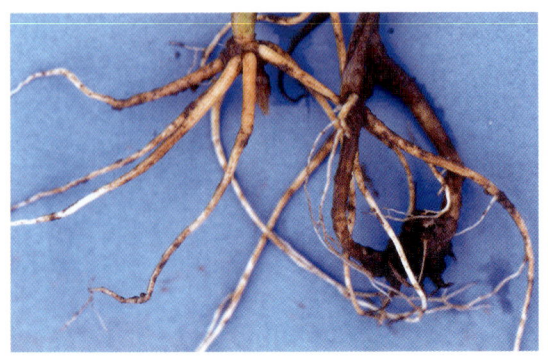
쥐오줌풀 뿌리

쥐오줌풀은 야생으로 전국에 분포하고 있으나 최근 무분별한 채취로 인하여 줄어들고 있다. 가을에 잎줄기가 시들기 시작하면 뿌리를 캐서 물로 씻어 흙을 떨어내고 그늘에서 말린 것을 길초근이라 부른다. 초산보르닐(bornylacetate)의 정유성분과 세스키테르페노이드(sesquiterpenoid), 알카로이드(alkaloid) 등을 함유, 제약원료로 사용하고 있다.

히스테리, 신경과민증, 기분이 격할 때 길초근 5g을 잘라서 컵에 넣고 뜨거운 물로 5분 정도 두었다가 그 액을 1일 2~3회 마시면 진정된다. 많이 복용할 때는 중추신경마비를 일으키므로 사용량에 주의한다. 분말로 한 것은 가정약의 원료로 이용되는데, 일반적으로는 길초근 한 가지만 이용하는 경우는 드물다.

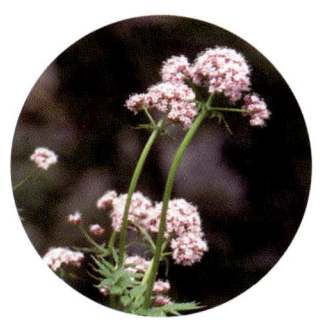

진정, 정신불안, 신경쇠약, 월경불순, 심장병, 신경통, 관절염, 타박상

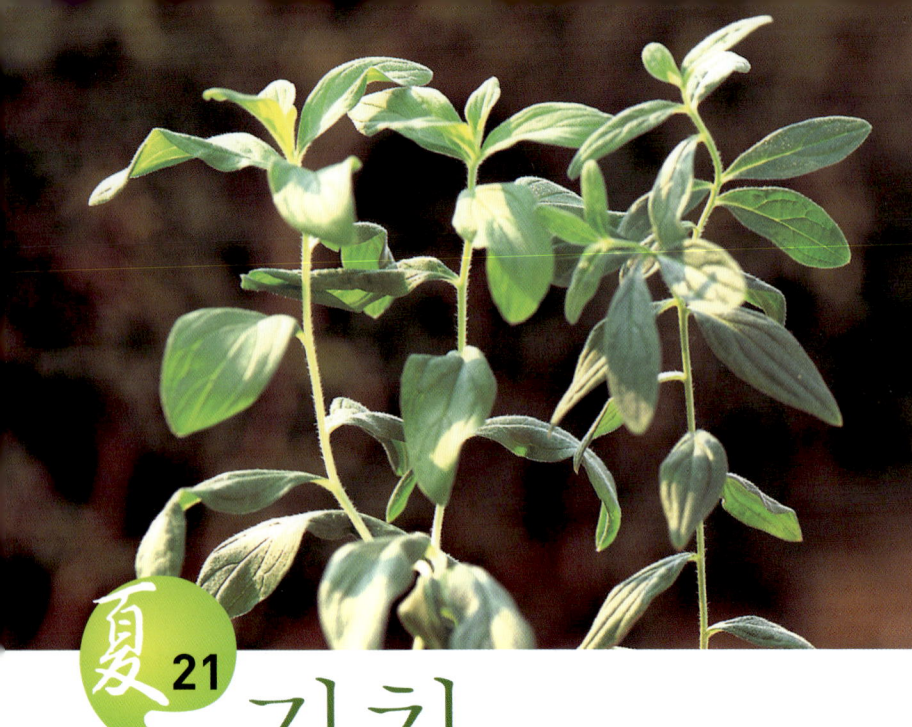

夏 21 지치

Lithospermum erythrorhizon Sieb. et Zucc.

- 지치과 • 생약명 : 자초(紫草)
- 별명 : 지초, 자초, 주초, 자근

① 지상부가 시들면 뿌리를 채취하여 깨끗이 씻는다.
② 그늘에 말려서 서늘한 곳에 보관한다.
③ '자운고'를 만들어 가벼운 화상, 종기에 사용한다.
④ 율무를 섞어 바르면 사마귀, 티눈 제거에도 좋다.

생김새와 특징

최근은 각지에서 사라졌는데 습기가 있는 나무 밑에 자라는 여러해살이 풀로서, 키가 50~60㎝가 되고, 잎줄기에 밑으로 향한 털이 나있다. 5~6월에 흰색 꽃이 총상꽃차례로 피고 열매는 작은 견과(堅果)를 맺는다. 뿌리는 약용하거나 자주색 염료로 쓴다. 뿌리는 적자색을 띠고 있고, 종자에서 금방 발아한 뿌리도 같은 색이어서 서양 지치와는 확실히 구별이 된다.

지치는 그 뿌리에서 보라색 물감을 얻는 까닭에 우리 겨레와 퍽 친숙한 식물이다. 지치는 노란색과 빨간색 물감을 얻는 홍화, 파란색 물감을 얻는 쪽과 함께 우리 선조들이 염료작물로 즐겨 가꾸어 왔다. 지치는 지초, 자초, 지혈, 자근, 자지 등의 여러 이름으로 불린다.

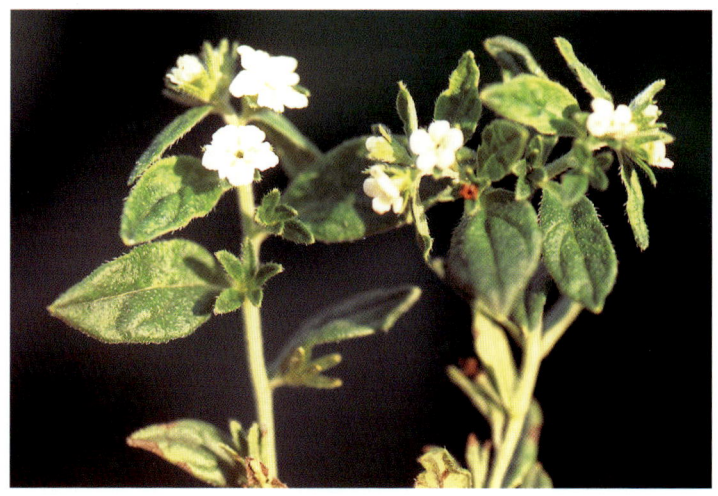

지치 꽃

이용법

지치에는 알란토인(allantoin), 다당류, 유기산 등의 성분과 자주색소인 시코닌(shikonin)이 함유되어 있다.

지치를 이용한 자운고는 상처나 화상, 습진, 짓무른 데, 무좀 등에 아주 잘 듣는

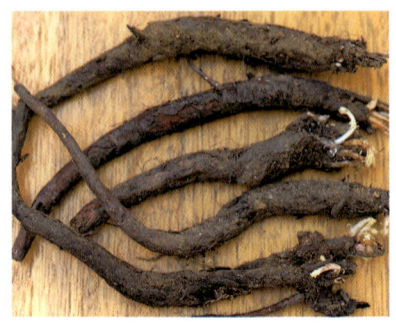

지치 뿌리

다. 환부에 바르고 가제로 덮고 종이테이프를 붙여 둔다. 가정에 두고 쓰기 좋다. 자운고에 율무를 넣어 만든 연고는 사마귀, 굳은살, 티눈 등에 바르면 효과적이다.

자운고(紫雲膏) 만드는 방법

냄비에 참기름 100g을 넣고 끓이다가 황랍(黃蠟, 밀랍 등의 벌집에서 얻은 납) 38g, 돼지기름 2.5g을 넣어서 녹인다. 여기에 지치와 당귀를 각 10g씩 썰어 넣고 기름이 검은 자주색이 될 때까지 약한 불로 달여서 뜨거울 때 걸러 차게 식힌다.

약효: 피부병, 항균, 항염, 청열, 해독, 황달, 지혈, 화상, 습진, 단독

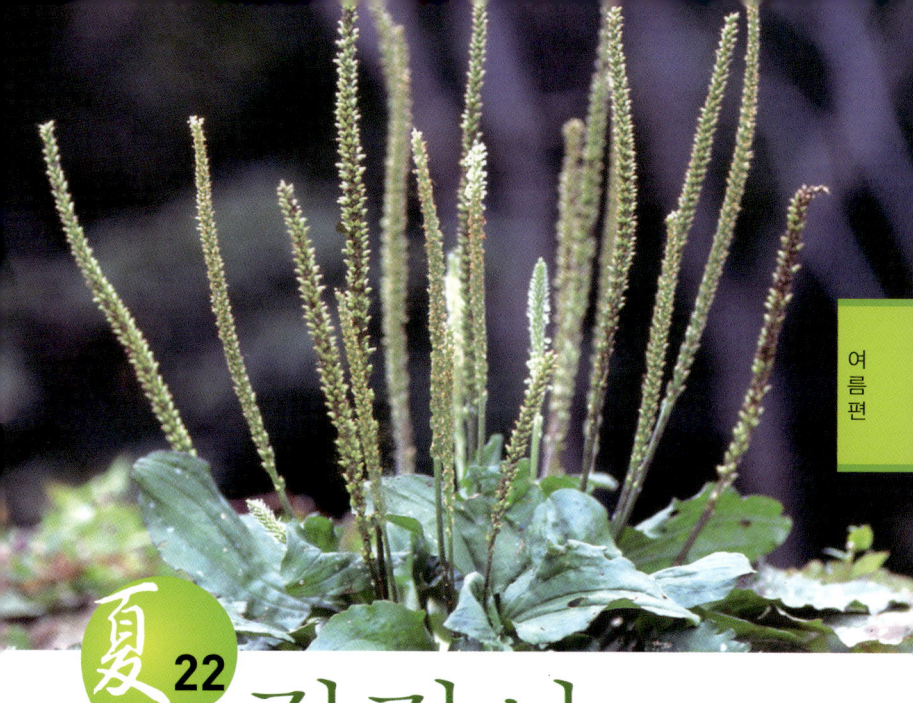

여름편

夏 22 질경이
Plantago asiatica L.

- 질경이과 • 생약명 : 차전초(車前草), 차전자(車前子)
- 별명 : 개구리잎, 차전초, 철차, 배부장이, 길장구, 차과로초

① 여름~가을에 질경이 전체를 채취하여 햇볕에 말리고 종자를 얻는다.
② 종이봉투에 넣어 그늘지고 서늘한 곳에 보관한다.
③ 상습 변비나 부종 제거에 달여서 마신다.
④ 가래를 제거하는 데는 달여서 마신다. 종기의 고름 제거에는 은박지에 싸서 불에 가볍게 구운 후 붙인다.
⑤ 질경이 차를 마시며 운동을 하면 다이어트 효과가 있다.

생김새와 특징

풀의 키가 10~20cm밖에 되지 않지만, 큰 잎은 거의 땅에 닿을 정도로 펼치기 때문에 대엽자(大葉子)라고도 한다. 짐수레에 밟혀도 끄떡없이 싹을 피우기 때문에 차전초(車前草), 철초(轍草, 바퀴자국 잡초)등으로도 불린다.

4월에서 8월까지 오글오글하고 희고 작은 꽃이 이삭 모양으로 피고, 꽃이 진 후에는 음식물을 담는 공기 모양으로 열매를 맺어 위 뚜껑이 반으로 갈라져서 종자를 산포시킨다.

질경이의 그룹에는 질경이보다 잎이 크고 키도 큰 왕질경이, 전체에 털이 있는 개질경이, 비슷하게 털은 있지만 보기에도 아주 희고 꽃이 피지 않는 유럽원산종 등이 있다.

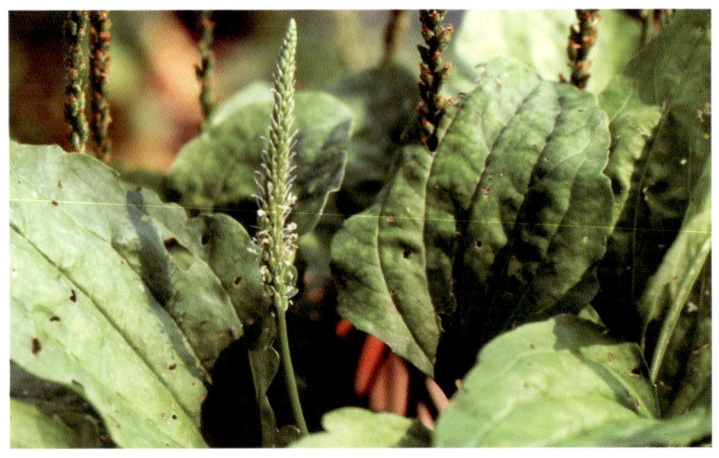

질경이 꽃과 잎

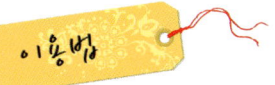

질경이에는 플랜테놀린산(plantenolic acid), 아데닌(adenin), 폴린(pholin) 등이 함유되어 있으며 항암효과가 있다.

질경이의 잎줄기에는 이뇨작용을 하는 물질이 있으므로 상습 변비에는 햇볕에 말린 질경이 10g을 하루 양으로 900cc의 물에서 그 양이 반으로 될 때까지 달여서 마신다. 생잎을 그대로 달이거나 짓이겨 뜨거운 물을 부어서 차 대신 마셔도 같은 효과가 있다.

예부터 질경이의 전초(全草)나 종자에는 가래를 제거하는 작용이 있다고 알려져 있다. 항상 가래가 멈추지 않는다든지 가벼운 기관지 천식으로 가래가 멈추지 않을 때에는 하루 15~20g을 컵 1잔의 물에 넣고 반 정도의 양이 될 때까지 달여서 식간(식후 2시간 정도 지난 공복)에 3회로 나누어서 따뜻하게 마시면 멈춘다.

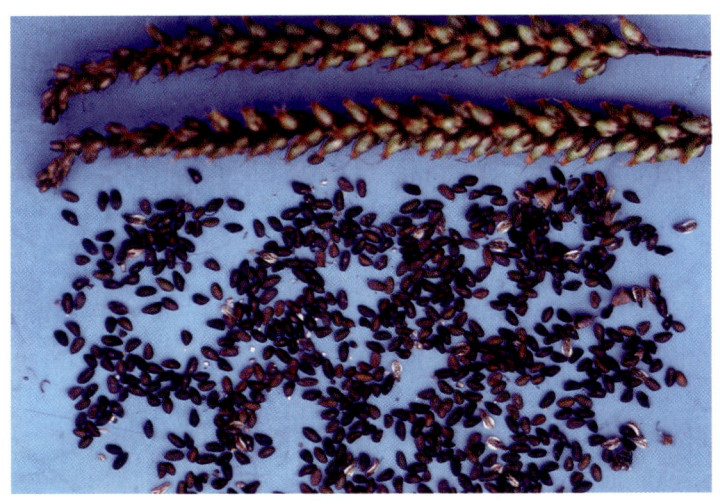

질경이 씨앗

신장병으로 부종이 생겼을 때에도 식사에 염분을 줄이고, 질경이 종자를 하루 5~15g을 달여서 마신다.

종기의 고름 제거에는 생잎을 은박지로 싸서 불에 구워 걸쭉하게 하여 환부에 발라 붕대를 감아주고, 하루에 1~2회 교환해 주면 좋다. 봄에 갓 나온 어린잎은 해가 없기 때문에 된장국에 넣어 먹든지, 참깨무침, 튀김 등으로 해서 먹는다.

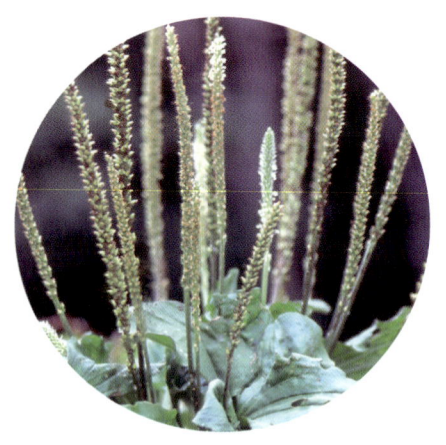

약효 | 완하, 이뇨, 거담, 항균, 항염, 항암, 황달, 편도선, 지혈, 종기

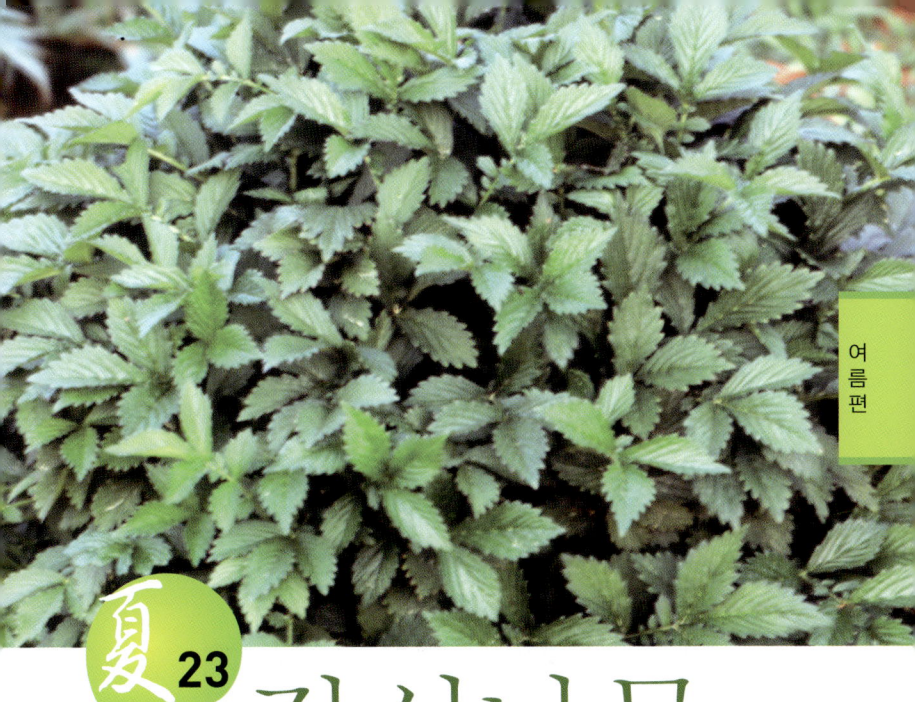

여름편

夏 23 짚신나물

Agrimonia pilosa Ledeb.

- 장미과 • 생약명 : 용아초(龍牙草), 선학초(仙鶴草)
- 별명 : 용아초, 과향초, 지풀

① 잎과 꽃을 채취하여 잘 씻는다.
② 2~3일간 햇볕에 말린 후 적당히 자른다.
③ 그늘지고 서늘한 곳에 보관한다.
④ 달여서 목 양치질액으로 쓰든지, 가벼운 화상이나 습진 등에 바른다.
⑤ 목욕제로 이용하면 거친 피부, 가려움증에 효과가 있다.

생김새와 특징

키는 1m 정도 되고 야산이나 공터 등에서 자주 발견되는 여러해살이풀이다. 뿌리줄기나 종자로 번식한다. 6~8월경에 꽃이 피며, 총생으로 나오는 원줄기는 높이 60~120cm 정도이고 윗부분에서 가지가 갈라지고 전체에 털이 있다.

총상꽃차례로 황색의 꽃이 피고, 성숙하면 갈고리 같은 털이 있어 다른 물체에 잘 붙는데 이것은 움직일 수 없는 식물이 번식하기 위한 구조라 할 수 있다.

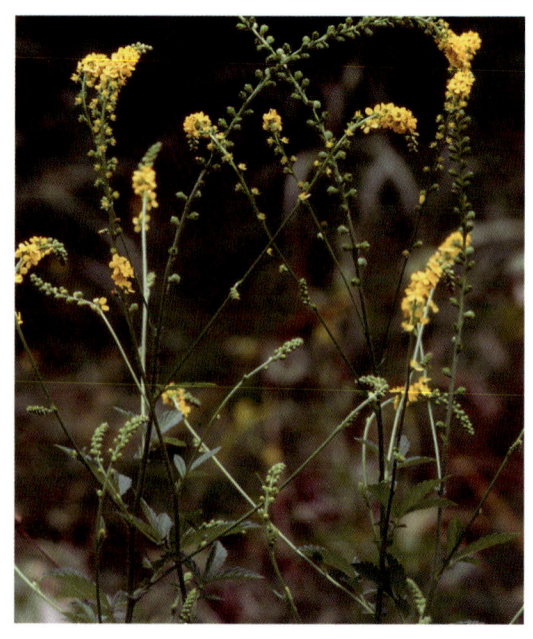

짚신나물 꽃

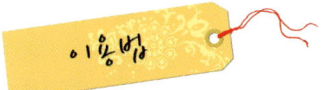

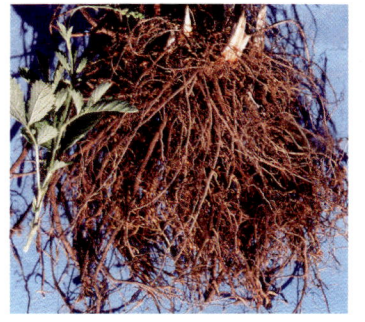

짚신나물 뿌리

짚신나물은 선학초(仙鶴草)라 하여 예부터 민간에서 지혈제, 지사제 및 신장병, 장염 등에 이용하였는데, 점막을 수축시키는 아그리모닌(agrimonine), 아그리모닐리드(agrimonilide) 등이 들어 있기 때문이다.

설사에는 하루 10g을 달여서 식후 3회로 나누어 따스하게 마시면 좋다.

편도선염이나 구내염 등에는 10~20g을 컵 1잔의 물에 넣고 반 정도 이하의 양이 될 때까지 진하게 달인 물을 차게 해서 수시로 목 양치질을 하면 금방 낫는다.

땀띠, 풀독 등의 습진이나 종기, 피부병에는 선학초 달인 액을 식혀서 헝겊에 적셔 냉습포한다. 또한 같은 방법으로 목욕제로 이용하면 거친 피부, 가려움증에도 효과가 있다.

근래에는 암세포의 성장을 억제하는 항암제로서 각광을 받고 있다. 짚신나물 50~60g을 컵 3잔의 물을 넣고 반 정도의 양이 될 때까지 달여 하루 3번 나누어 마신다.

약효 — 소염, 수렴, 항균, 지혈, 건위, 종기, 타박상, 항암

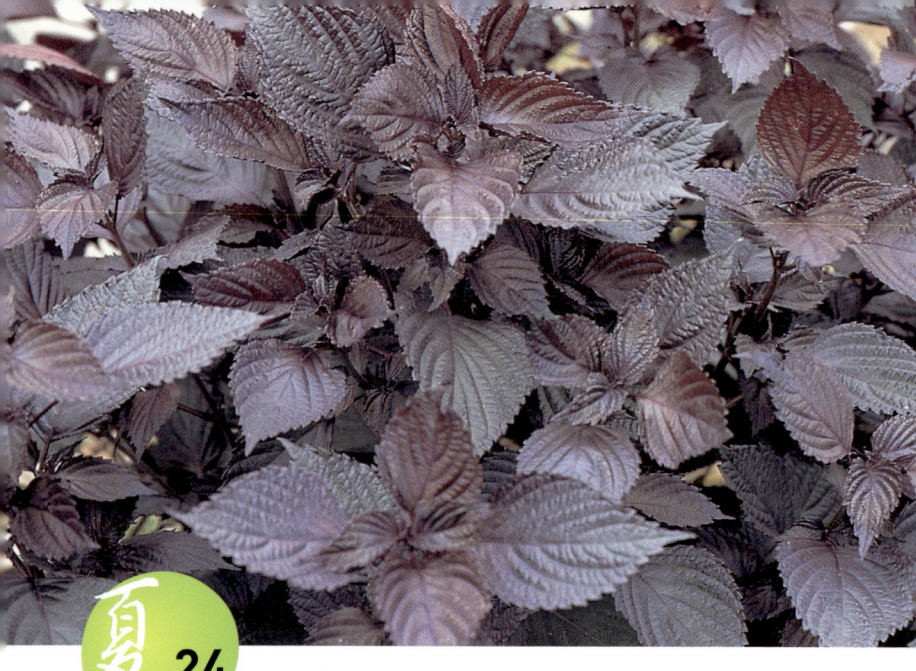

차즈기

Perilla frutescens var. *acuta* Kudo

- 꿀풀과 • 생약명 : 자소엽(紫蘇葉), 자소자(紫蘇子)
- 별명 : 자소, 차조기, 소엽, 자주깨

① 6~9월에 잎을 따서 깨끗이 씻는다.
② 그늘에 말린 것을 '소엽(蘇葉)'이라 한다.
③ 비닐봉투에 넣어 그늘지고 건조한 곳에 보관한다.
④ 초기 감기, 식중독 등에는 달여서 따뜻하게 하여 마신다.
   편도선염이나 구내염 등에는 달인 액으로 목 양치질을 한다.
⑤ 잎줄기는 잘라 목욕제로 이용한다.

생김새와 특징

차즈기는 중국, 히말라야 원산의 일년초로서, 키가 1m 정도로 자라고, 줄기는 사각으로 털이 많고 8~10월경 가지 끝에 입술 모양을 한 담자색의 작은 꽃을 이삭 모양으로 피운다.

다른 이름으로 '자소(紫蘇)'라고도 하는데『본초강목』에 '소(蘇)'는 계임(桂荏)을 말한다고 기록되어 있다. 이때의 임(荏)은 들깨를 뜻하는데, 차즈기의 모양이 깻잎과 비슷해서 붙여진 것으로 보인다.

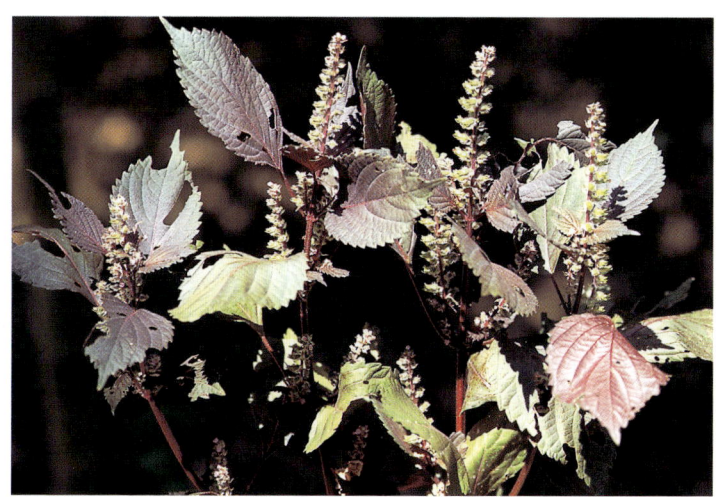

차즈기 꽃

이용법

차즈기는 방향성 정유를 함유하며, 페릴라알데히드(perillaaldehyde) 등이 들어 있어서 방부작용을 한다.

초기 감기의 열이나 기침 및 급성장염, 식중독에는 차즈기 말린 잎 3~5g을 컵 1잔의 물에 넣고 반 정도의 양이 될 때까지 달여서 식후 3회로 나누어서 따뜻하게 하여 마신다. 편도선염, 구내염 등에는 이 달인 액으로 수시로 목 양치질을 하면 효과가 있다. 차즈기에는 정유가 많기 때문에 잎줄기를 잘라 씻고, 헝겊주머니에 채워서 목욕을 하면 몸이 따뜻해져서 냉증이나 류머티즘, 요통 등에 효과가 있다.

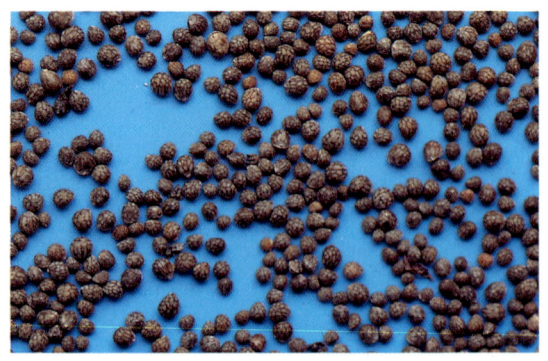

차즈기 씨앗

약효: 정장, 수렴, 보온, 감기, 천식, 해수, 거풍, 진통, 근육통

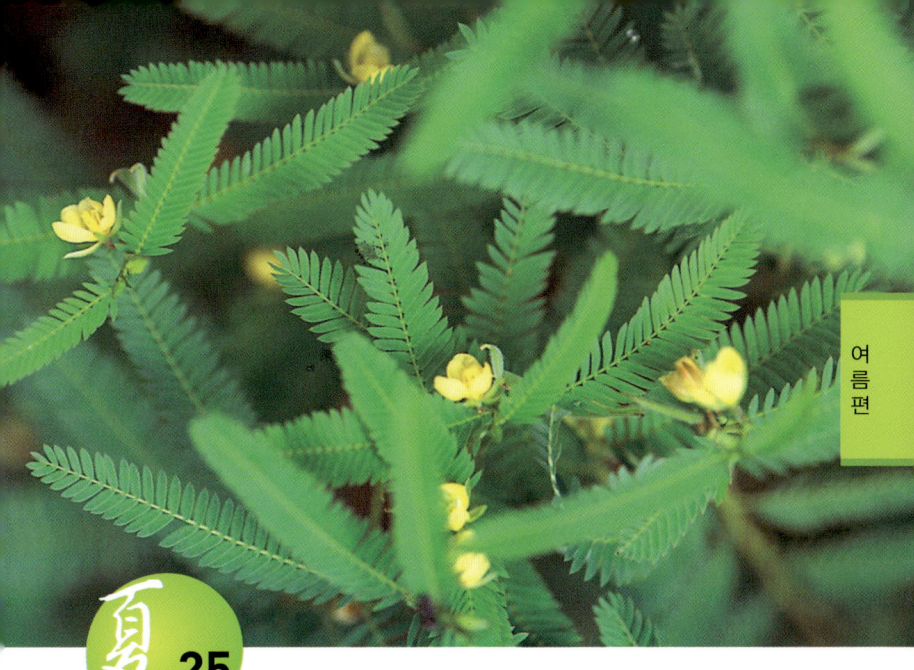

여름편

夏 25
차풀

Chamaecrista nomame (Siebold) H. Ohashi

- 콩과 • 생약명 : 산편두(山扁豆)
- 별명 : 갯차, 자귀나무차, 며느리감나물

① 꽃이 피는 시기에 지상부를 잘라 씻는다.
② 잘라서 2~3일간 햇볕에 말린 후 가볍게 볶는다.
③ 종이봉투에 넣어 서늘하고 건조한 곳에 보관한다.
④ 달여 마시면 이뇨작용이 있다.
⑤ 차풀의 뿌리를 건조한 것도 자양강장에 좋은 건강차로 이용한다.

생김새와 특징

차풀은 들이나 길가, 강가 자갈밭 등에 자라는 일년초로서, 키가 30~50㎝이고, 가지를 치지 않고 자귀나무와 비슷한 잎 모양을 하고 있다. 7~8월경 잎이 붙어 있는 부분에 작고 노란 5장의 꽃잎을 피우기 때문에 한곳에 모여 있으면 아름답다.

보통 콩과의 꽃은 나비 모양인데, 차풀은 결명자 등과 마찬가지로 장미과와 비슷한 꽃이 핀다. 콩깍지는 두과로서 납작하고 털이 나있다. 차를 끓여 마실 수 있기 때문에 '차풀'이라고 한다. 약효는 결명자와 비슷하다. 최근 인기 있는 약초차 중 하나이다.

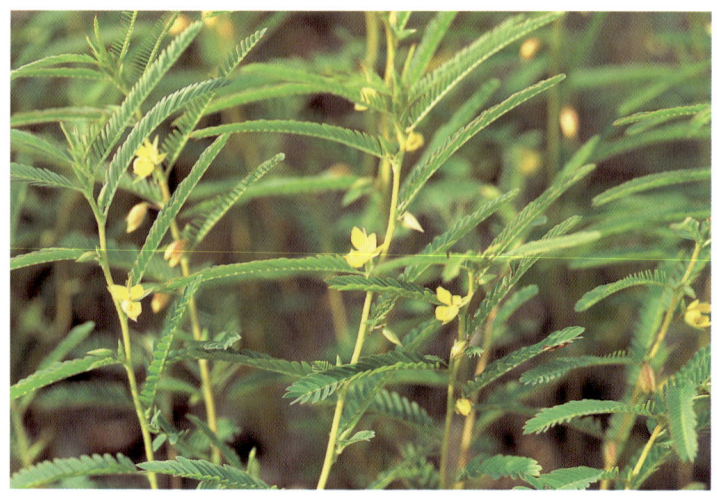

차풀 꽃

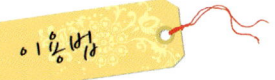

차풀의 씨앗에는 지방유 등이 들어 있으며, 잎줄기에는 플라보노이드 (flavonoid)류의 성분이 들어 있다.

꽃과 꼬투리 모양의 열매가 덜 익었을 때 지상부를 말려 이용한다. 변비가 있거나 급성신장염 때문에 몸이 잘 붓는 사람은 하루에 15g 정도 달여서 식후 3회로 나누어 마신다.

달이기 전에 프라이팬이나 냄비 등으로 가볍게 볶아주면 향기롭고 맛이 좋다. 중간 정도의 주전자에 20~30g을 넣어 끓여 차 대신에 마셔도 좋다. 최근에 일본에서는 자양강장에 좋은 건강차로 인기가 있어 녹차 대용으로 활용하고 있는 약용식물의 하나이다.

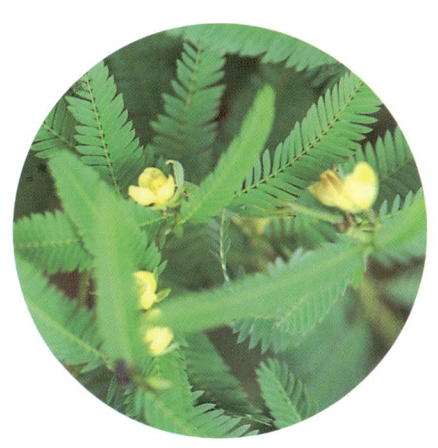

약효 : 이뇨, 완하, 황달, 어혈, 옹종

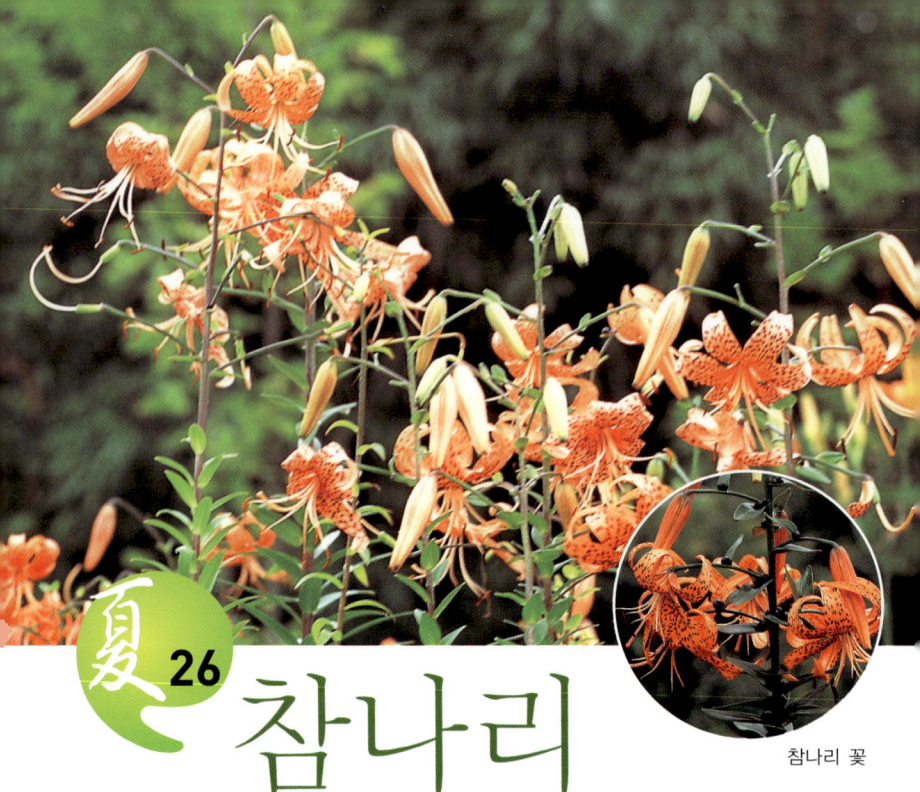

참나리 꽃

참나리
Lilium lancifolium Thunb.

- 백합과   • 생약명 : 백합(百合), 백합자(百合子)
- 별명 : 나리, 백합, 알나리, 권단

① 꽃잎을 병에 넣어 밀봉했다가 화상이나 상처에 붙인다.
② 뿌리에 꿀을 넣어 달여 마시면 신경 안정에 좋다.
③ 강판에 갈아 식초를 조금 넣어서 부스럼이나 헌 데 붙인다.
④ 활짝 벌어진 꽃잎은 관상용으로 정신건강에 좋다.

생김새와 특징

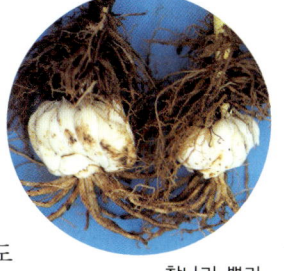

참나리 뿌리

야산에 자라는 여러해살이풀로 키가 1~1.5m가 되고, 6~7월경 줄기 끝에 큰 꽃을 피우는데 꽃은 진한 주황색으로 흑자색의 반점이 있다. 참나리는 '나리 꽃 중에서도 으뜸이 되는(참) 나리'라는 뜻에서 붙은 이름이다. 산에 흔히 있어 산나리 또는 꽃잎에 점이 있어 호랑나리라고도 부른다. 대부분의 나리 종류들은 그 키가 무릎 정도로 올라오지만 참나리는 다 자라면 1m를 훨씬 넘곤 한다. 게다가 호랑나비는 유독 참나리꽃을 즐겨 찾아 참나리꽃 무리에 넘나드는 나비들의 팔랑거림도 아주 일품이다.

이용법

참나리에는 캡사이신(capsaicin), 전분, 지방 등이 함유되어 있어 달여 마시면 기침을 멈추고 열을 내리게 한다. 부스럼이나 헌 데 등의 고름 제거에는 참나리 알뿌리를 씻어서 흙을 떨어내고 강판으로 갈아 식초를 조금 섞은 것을 환부에 붙여, 붕대를 가볍게 감아 고정시켜 준다. 마르면 하루 2~3회 교환해주면 좋다. 마찬가지로 타박상이나 유방염, 유선염 초기에 쓰면 곧 낫게 된다. 경미한 화상에는 병 속에 꽃을 넣어서 밀봉해 두었다가 걸쭉하게 삭혀진 것을 발라준다. 꽃과 구근은 식용으로 이용할 수 있다.

약효: 소염, 고름 제거, 진정, 청심안신, 부종, 진해, 거담

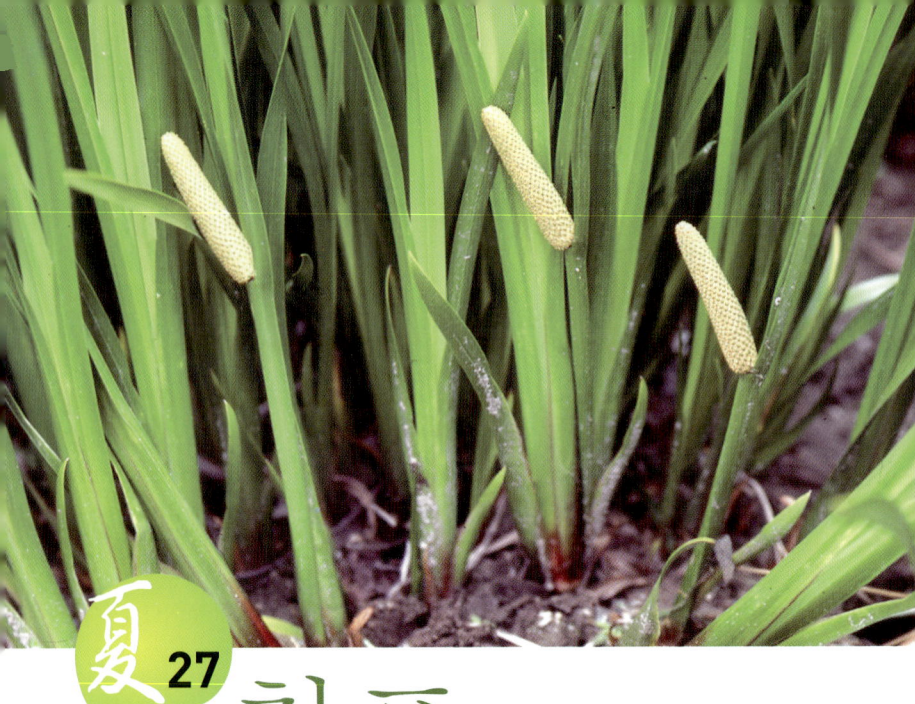

夏 27 창포

Acorus calamus L.

- 천남성과
- 생약명 : 백창(白菖)
- 별명 : 백창포, 수창포, 향포, 왕창포

① 여름~가을에 잎과 뿌리줄기를 뽑아 씻고 말린다.
② 종이봉투에 넣어 그늘지고 서늘한 곳에 보관한다.
③ 창포 뿌리 달인 물을 하루 한 번씩 꾸준히 마시면 몸의 컨디션이 좋아지고 정력도 증진된다.
④ 잎과 뿌리를 우려낸 물에 목욕하면 어깨결림이 가라앉는다.
⑤ 창포물에 머리를 감으면 머릿결이 윤이 난다.

생김새와 특징

창포는 전국적으로 분포하며 연못가나 강가의 물이 있는 곳에서 자라는 다년생 초본으로 뿌리줄기나 종자로 번식한다. 6~7월에 꽃이 피고 뿌리줄기는 굵고 옆으로 뻗으며 마디에서 수염뿌리가 난다. 뿌리줄기의 끝에서 총생하는 선형의 잎은 길이 50~70cm이다. 꽃줄기는 잎보다 약간 짧고 중앙 상부에 육수꽃차례가 달리며 연한 황록색의 꽃이 많이 핀다. 5월경 잎의 가운데에 개의 꼬리와 같은 꽃을 피워, 붓꽃과의 꽃창포라고 착각한 사람도 있으나 붓꽃과의 식물에는 잎에 향기가 없는데, 창포 잎을 잘라서 냄새를 맡으면 아주 좋은 냄새가 난다.

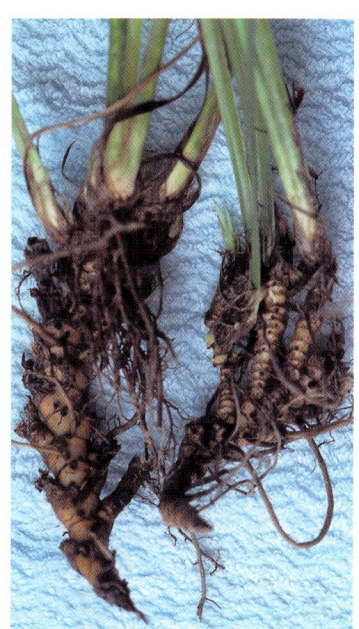

석창포 뿌리

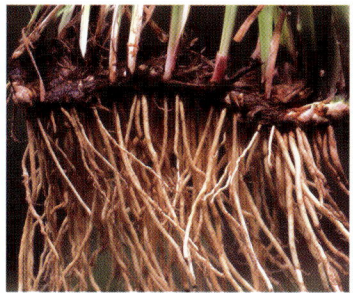

창포 뿌리

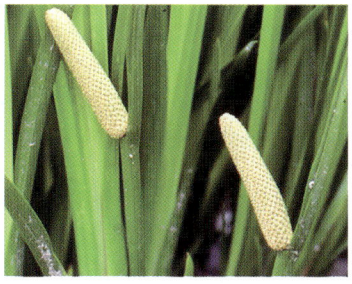

창포 꽃

단옷날 창포물에 머리를 감는 풍습을 생각하면 창포는 우리의 전통 허브라 할 수 있다. 창포라는 이름은 부들과 비슷한 긴 잎이 있고 물가에 살기 때문에 부들을 뜻하는 포(蒲)를 써서 만들어진 이름이다.

예부터 창포는 잎뿐만 아니라 뿌리까지도 욕조에 넣어서 보온에 이용했다. 이용방법은 헝겊주머니 속에 많은 잎을 넣어서 따스한 욕조에 넣고 목욕을 한다. 정유가 따뜻한 물에 녹아 피부를 가볍게 자극하여 피의 흐름을 좋게 하여 신경통, 류머티즘, 어깨결림 및 피로회복에 효과적이다.

총명탕은 석창포 뿌리로 만든다

'총명탕'은 뇌세포의 피로를 풀어주고 신진대사를 활성화시켜 기억력을 증진시키며 집중력을 뚜렷이 향상시킨다. 심장과 신경계통을 튼튼히 해주며 마음의 안정을 주고 근육의 피로를 풀어주는 효과가 있다. 또한 총명탕은 비위를 강화시키는 위장치료제도 겸하게 되어 소화기가 약해 배가 항상 더부룩하거나, 트림, 설사 등에 효과를 준다. 총명탕에는 주로 백복신, 석창포, 원지 약재를 기본으로 한다. 백복신은 심(心)을 보(補)함으로써 놀람·황홀함·성남 등을 진정시켜 마음을 아주 평온하게 해주고, 석창포는 마음을 활짝 열어주는 효과가 있으며, 원지는 마음에 쌓인 찌꺼기를 없애주는 역할을 한다. 총명탕은 이 외에도 인삼, 현삼, 생산조인, 파극, 단삼 등을 보강하면 시너지 효과를 향상시킨다.

석창포와 꽃창포

잎이 보다 좁고 길이가 짧으며 뿌리가 가는 것을 석창포(*A. gramineus*)라고 하는데 창포에 비해서 크기가 작고 꽃대에 달리는 육수꽃차례가 가늘고 긴 점에서 구별이 된다. 땅속으로 뻗은 땅속줄기는 마디 사이가 길며 흰색이지만 지상으로 드러난 부분은 마디도 짧고 녹색이 돈다. 반면, 꽃창포(*Iris ensata* var. *spontanea*)는 자라는 곳부터가 달라서 물가가 아닌, 산이나 들의 습지에 나며 키가 60~120㎝ 정도까지 자란다. 꽃창포의 땅속줄기는 갈색 섬유로 덮여 있고 꽃에 있어서 6~7월에 원줄기 또는 가지 끝에 적자색의 커다란 꽃이 달리기 때문에 창포와는 전혀 다르다.

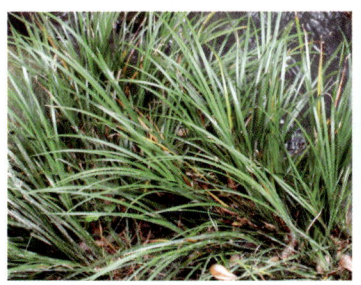
석창포

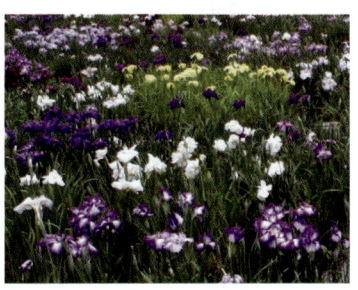
꽃창포

약효 방향성 건위, 보온, 진정, 진통, 진경, 진해, 거담, 종기, 류머티즘 등

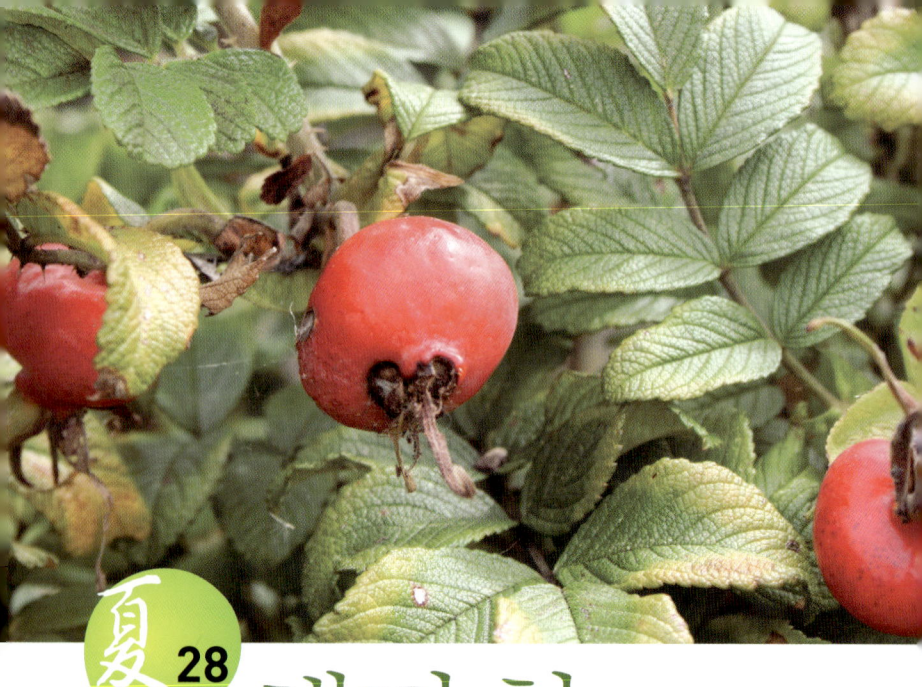

夏 28 해당화

Rosa rugosa Thunb. var. *rugosa.*

- 장미과　• 생약명 : 매괴화(玫瑰花)
- 별명 : 열구, 매괴, 배회화, 필두화

① 여름에 빨갛게 숙성한 열매를 채취해서 씻는다.
② 과실주로 하여 마신다.

생김새와 특징

해당화는 장미과의 낙엽 관목으로 높이는 1~1.5m로 갈색의 가시가 밀생한다. 5~8월에 붉은 자주색 꽃이 가지 끝에 피고 열매는 편구형 수과로서 8월에 붉게 익는다. 가장자리에 톱니가 난 달걀 모양의 두꺼운 잎이 어긋나기를 하며 바닷가의 모래땅이나 산기슭에 자란다. 열매는 약용하거나 식용하고 꽃은 향수 원료로, 뿌리는 물감의 원료로 쓰이며 동북아시아 지역에 분포한다.

이용법

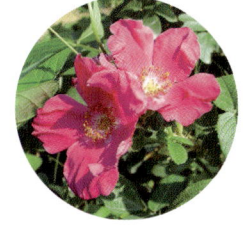

해당화 꽃

서양에서는 해당화를 이용하여 고급 향수의 원료로 사용하였다. 우리나라에서는 뿌리를 당뇨병 치료제로 민간에서 사용하여 왔기 때문에 최근 당뇨병에 관한 연구가 많이 이루어지고 있다. 중국과 일본에서는 해당화 꽃을 지사제나 지혈제로 사용하였다. 꽃이 진 후에 나오는 열매가 빨갛게 익으면 채취하여 깨끗이 씻는다. 열매 1kg을 소주 1.8ℓ에 담가 밀봉하고 1~2개월 정도 숙성시킨다. 이것을 잠자리에 들기 전에 1~2잔 마시면 불면증, 저혈압증, 빈혈 등에 효과가 있으며 무더위 극복에도 효과가 있다.

약효: 불면증, 저혈압, 빈혈증, 지혈, 이질, 종독, 월경불순, 당뇨

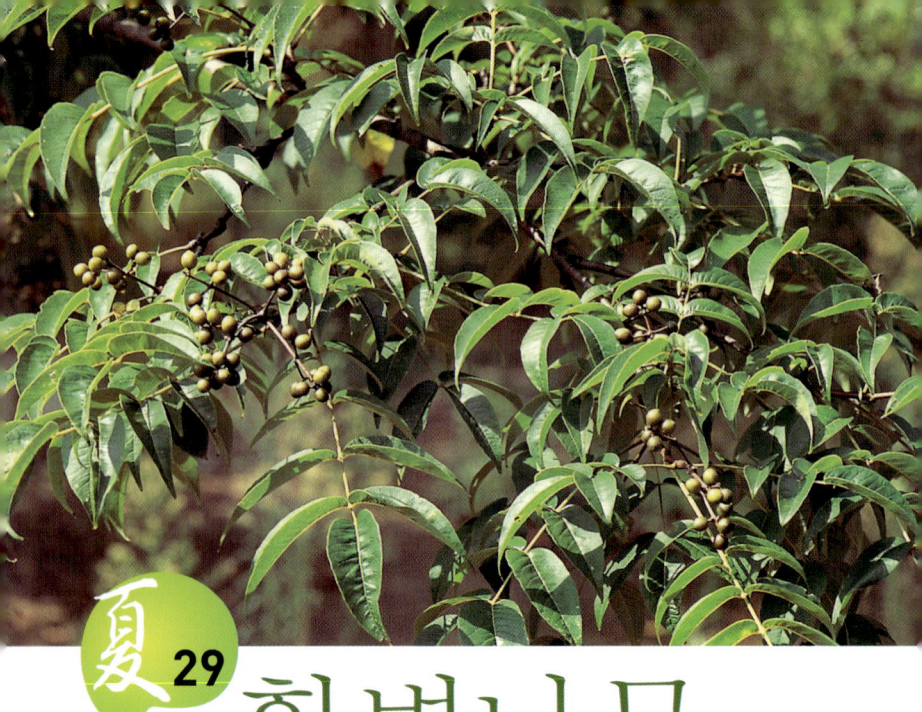

황벽나무
Phellodendron amurense Rupr.

- 운향과 • 생약명 : 황백(黃柏)
- 별명 : 황경피나무, 황백피, 벽목

① 수피가 벗겨지기 쉬운 여름에 칼로 껍질을 벗겨서 적당히 자른다.
② 4~5일간 햇볕에 말려서 서늘한 곳에 보관한다.
③ 식욕부진이나 위산과다증, 지사, 정장 등에는 달여서 마신다.
④ 편도선염, 구내염 등에는 2~3g을 달여서 목 안을 가글한다.
⑤ 타박상, 습진에는 황백피 분말을 볶아서 식초나 기름에 개어 붙인다.

생김새와 특징

야산에서 자란다. 높이 20m에 달하고 나무껍질에 연한 회색으로 코르크가 발달하여 깊은 홈이 진다. 잎은 마주나고 홀수 깃꼴겹잎이다. 작은 잎은 5~13개로서 달걀 모양이고 뒷면은 흰빛이 돌며 잎맥 밑동에 털이 약간 있다. 꽃은 6월에 피고 원추꽃차례로 달리며 자웅이주이다. 꽃잎은 5~8개이고 안쪽에 털이 있으며, 수꽃에는 5~6개의 수술과 퇴화한 암술이 있다. 황벽(黃蘗)나무, 황백(黃柏)나무, 황경나무, 황경피나무 등으로 불린다. 줄기의 두툼한 껍질을 벗겨 내면 개나리의 꽃잎보다도 더 선명한 노란색의 속껍질이 나타난다. 나무 이름은 이 속껍질의 색깔에서 따온 것이다.

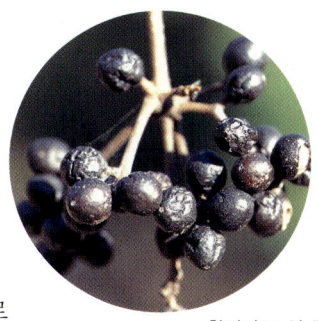

황벽나무 열매

이용법

나무껍질을 벗기기 쉬운 여름에 채집하여 겉껍질을 벗겨 내고 선명한 노란 속껍질을 햇볕에 말린 것을 '황백(黃柏)'이라고 한다. 주성분인 베르베린(berberine) 외에 쓴맛이 나는 리모닌(limonin) 등을 함유한다. 식욕부진이나 위산과다증에는 하루 3~5g의 황백을 컵 1잔의 물에 넣고 반 정도의 양이 될 때까지 달여서 식후 3회로 나누어서 따뜻하게 하여 마신다. 급성 대장염이나 설사, 식중독에는 하루 15~20g을 마찬가지로 해서 따뜻하게 하여 마신다. 편도선염이나 구내염, 설염 등에는 황백

3~5g을 컵 1잔의 물에 넣고 반 정도의 양이 될 때까지 달여서 식힌 후, 4~5회 정도로 나누어서 목 양치질을 하면 효과가 있다. 또 이 액으로 눈을 씻으면 눈병이나 유행성 결막염을 치료할 수 있다.

타박상, 뼈 관절이 삔 데, 염좌(捻挫) 등에는 황벽 분말에 식초를 넣고 반죽하여 환부에 습포하고 하루에 2~3회 교환해 준다. 구두에 쓸려 까진 상처나 새옷에 넓적다리가 쓸려 따가운 데, 갓난아기의 기저귀 때문에 생기는 피부병, 옻 때문에 생기는 피부병에도 그대로 뿌리든지 같은 양의 파우더와 섞어서 뿌리면 효과가 있다.

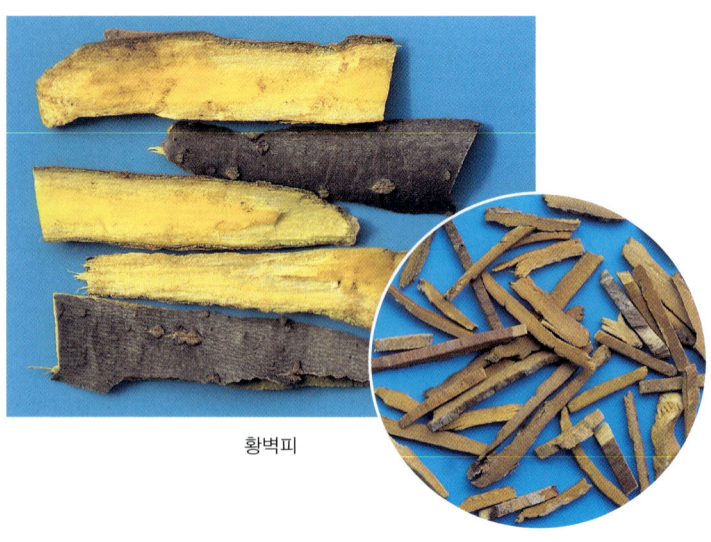

황벽피

약효 : 고미건위, 정장, 소염, 수렴, 항균, 이뇨, 청열, 해독, 당뇨, 황달

【 사진으로 만나는 약용식물 】

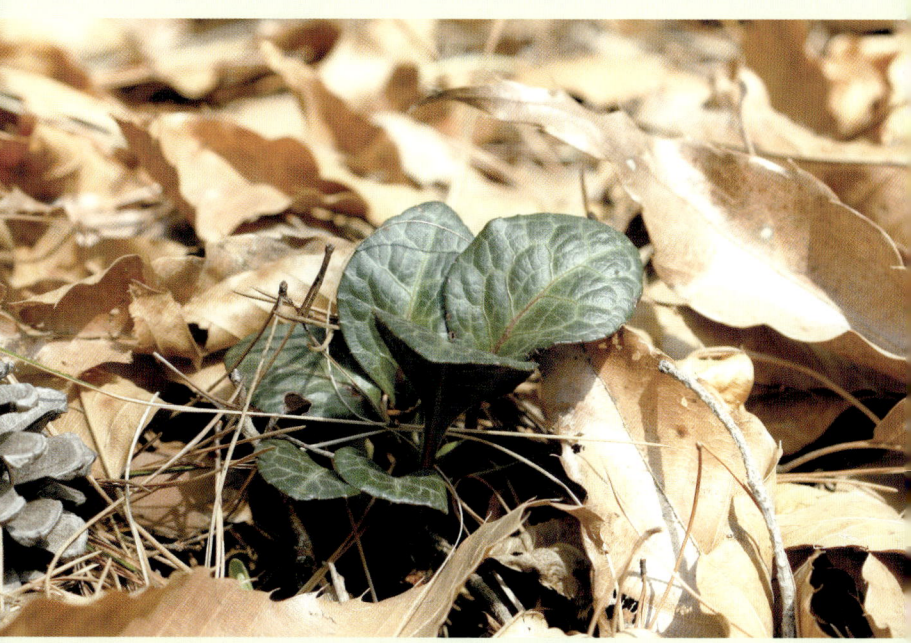

노루발풀

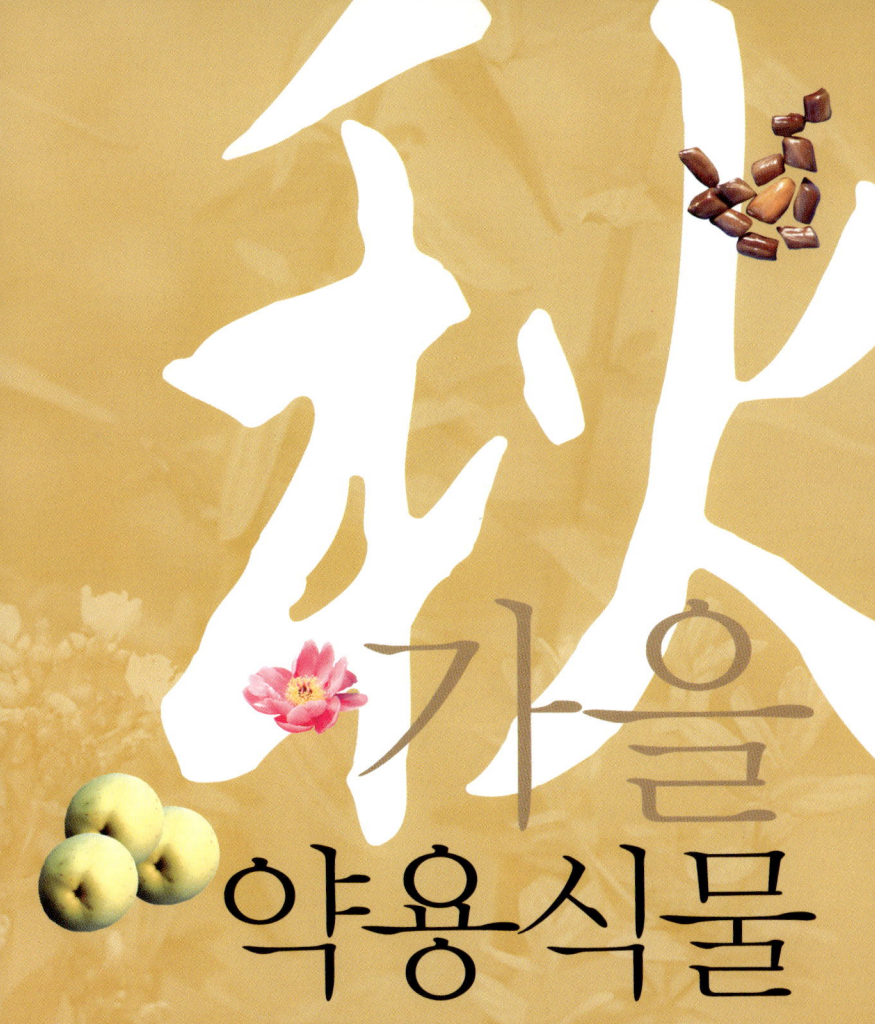

秋 가을 약용식물

개승마 | 개오동 | 결명자 | 고추나물 | 구기자나무 | 꼭두선이 | 꿩의비름 |
더덕 | 모과나무 | 모란(목단) | 무화과나무 | 방아풀 | 삽주 | 쇠무릎 | 오갈피나무 |
오미자 | 오이풀 | 율무 | 으름덩굴 | 인삼 | 작약 | 잔대 | 지황 | 참당귀 |
참마 | 참소리쟁이 | 천남성 | 호장근 | 황기 | 회화나무

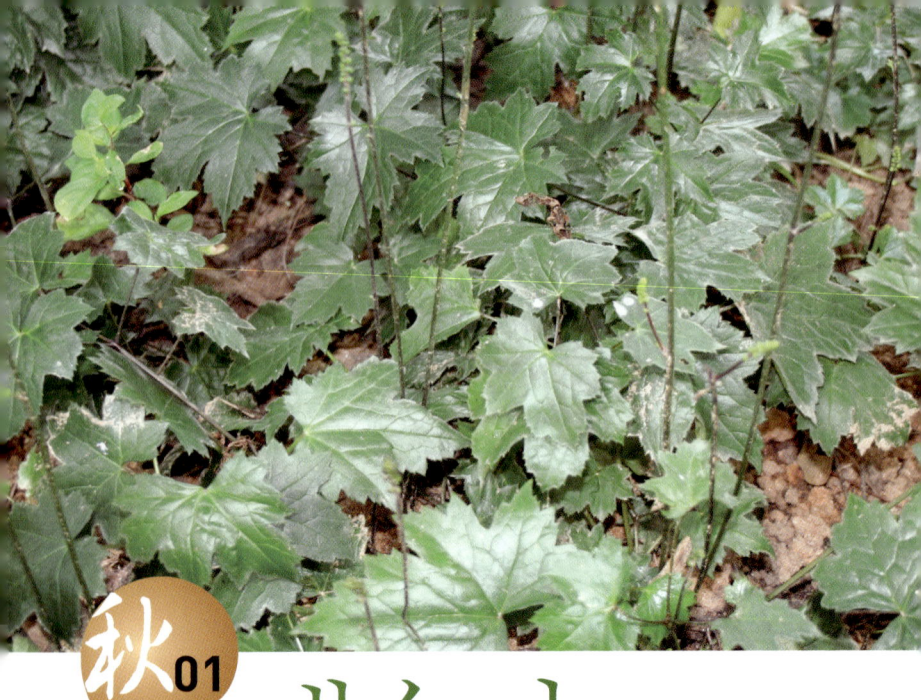

개승마

Cimicifuga biternata (Siebold & Zucc.) Miq.

- 미나리아재비과
- 생약명 : 승마(升麻)
- 별명 : 주승마

① 산이나 구릉 밑에서 잘 선별하여 뿌리를 채취한다.
② 적당히 잘라서 2~3일간 햇볕에 말린다.
③ 종이봉투에 담아 서늘하고 그늘진 곳에 보관한다.
④ 설사나 식중독 등에는 달여서 따뜻하게 하여 복용한다.
⑤ 편도선염이나 구내염 등에는 달여서 목 양치질(가글)을 한다.

생김새와 특징

개승마는 산이나 구릉의 나무 밑에 자라는 여러해살이풀로서 크기가 60~90cm가 된다. 9월경에 긴 꽃자루 끝에 희고 작은 꽃이 수상꽃차례로 피기 때문에 쉽게 찾을 수 있다.

아주 비슷한 나물승마는 꽃에 짧은 자루가 있고, 키도 1m 이상 자란다. 개승마의 지하경(땅속줄기)은 두텁고 가는 뿌리가 많으며 씹으면 떫은맛이 있다.

가을편

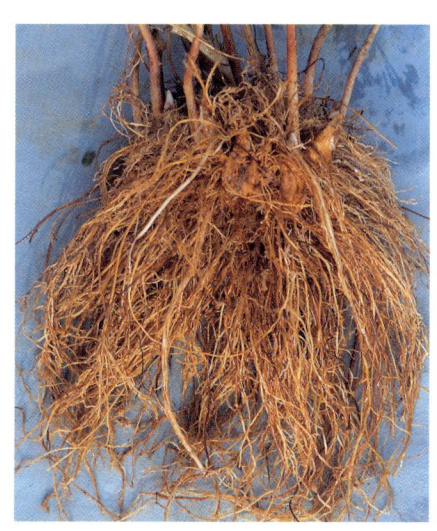

개승마의 뿌리줄기

개승마의 뿌리줄기에는 배당체와 미량의 알칼로이드(alkaloid), 사포닌(saponin) 등의 성분이 포함되어 있다.

편도선염이나 구내염 등에는 개승마 뿌리 말린 것을 5~10g, 컵 1잔의 물에 넣고 반 정도 될 때까지 달여서 식힌 후에 수시로 목 양치질(가글)을 하면 좋아진다. 특히 편도선염의 경우는 목의 구석까지 세척할 필요가 있다. 달인 액이 의복에 묻으면 잘 지워지지 않으므로 조심해야 한다. 승마는 발진을 유도하고 산열 해독하는 작용이 있으므로 기혈을 보익하는 작용을 가진 약과 배합하여 사용하는데, 대표적인 처방이 보중익기탕이다.

보중익기탕(補中益氣湯)

황기 6g, 인삼·백출·감초·당귀(當歸)·진피(陳皮) 각 2g, 승마(升麻) 1.5g, 시호(柴胡) 1.5g, 생강(生薑) 3g을 진탕하여 복용한다.

- **효능 및 적응증** : 비장, 위장 기허 및 기허에 의한 각종 출혈성 질환을 다스린다. 자양강장 작용, 건위 소화 작용, 지사 작용이 있다. 따라서 위하수, 자궁하수, 탈항을 비롯한 내장하수, 만성장염에서 오는 설사, 다한, 여름타기, 만성 출혈성질환, 영양실조, 암 등에 효과가 있다.

약효 소염, 수렴, 항균, 해독, 구창, 인후통, 해열, 종독, 편도염

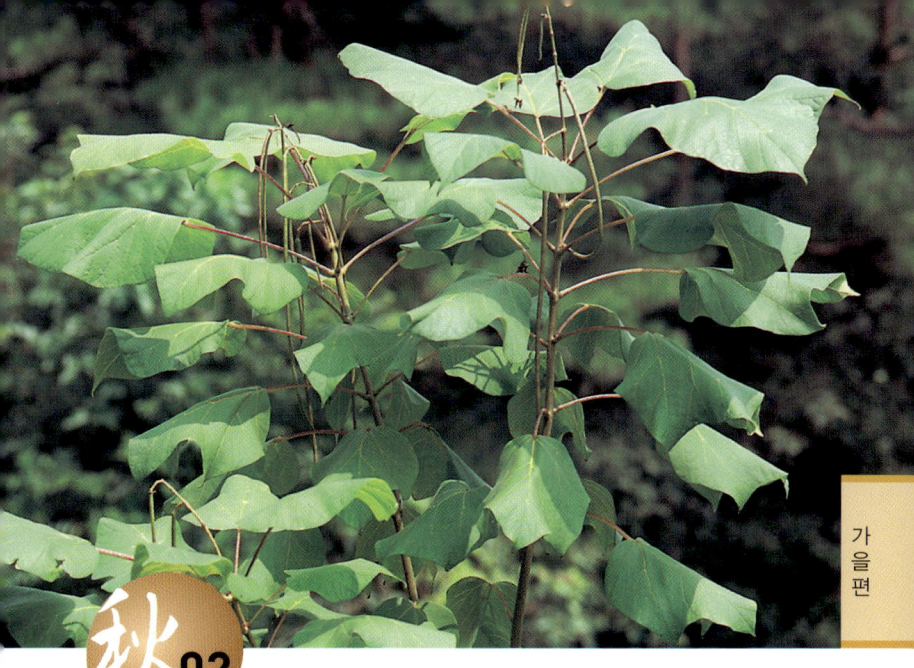

개오동

Catalpa ovata G.Don.

- 능소화과
- 생약명 : 재백피(梓白皮), 재실(梓實)
- 별명 : 노나무, 개오동나무

① 가을에 꼬투리가 벌어지기 전에 열매 꼭지를 잘라 햇볕에 말린다.
② 만성신장염, 부종 등에 달여 마시면 이뇨작용을 한다.
③ 피부 가려움증, 무좀에는 달인 액을 식혀서 환부에 냉습포하면 좋다.

생김새와 특징

잎이 오동나무 잎처럼 크고 모양이 비슷하므로 개오동나무라는 이름이 생겼다. 가늘고 한 뼘이 넘는 열매가 달리는 것이 특징이다. 나무는 크게 10m 이상까지 자라고 하천의 모래밭이나 산골짜기에 자라는 것도 있다.

중국 원산의 갈잎큰키나무로 오래 전에 우리나라에 들어와 6~7월경 암자색의 반점이 있는 담황색의 작은 꽃을 피운다. 꽃이 진 후에는 길이가 20~30㎝나 되는 열매가 열리는데 열매 꼬투리는 광저기(동부)처럼 가늘고 길게 밑으로 늘어진다. 익으면 열매가 갈라져서, 양 끝에 털이 있는 종자를 흩뿌린다. 같은 과에 속하는, 미국 원산으로 꽃이 희고 약간 대형인 미국노나무(꽃개오동)가 있는데, 관상용으로 심는다.

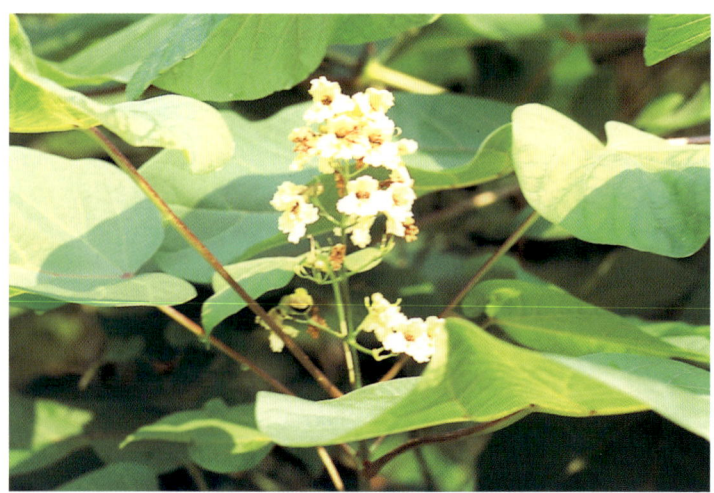

개오동 꽃

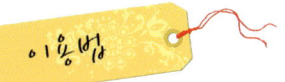

개오동에는 카탈포사이드(catalposide)가 들어 있어 이뇨작용을 한다. 급성신장염이나 방광염, 다리가 붓는 각기병 등에는 잘 익은 개오동 열매를 15~30g, 컵 1잔의 물에 넣고 반 정도 될 때까지 달여서 하루 식후 3회로 나누어 따뜻하게 해서 마시면 효과가 있다.

무좀에는 잎을 달인 액 속에 15분 정도 환부를 담근 후 연한 포비돈 소독약(피부 소독이 가능한 요오드 제제)을 발라주면 효과가 있다. 치료하기가 어렵기 때문에 인내를 가지고 매일 계속하는 것이 중요하다.

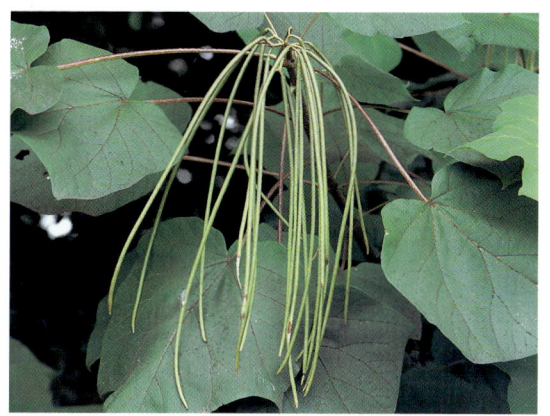

개오동나무 열매

이뇨, 종기, 청열, 해독, 항암, 살충, 통풍, 부종

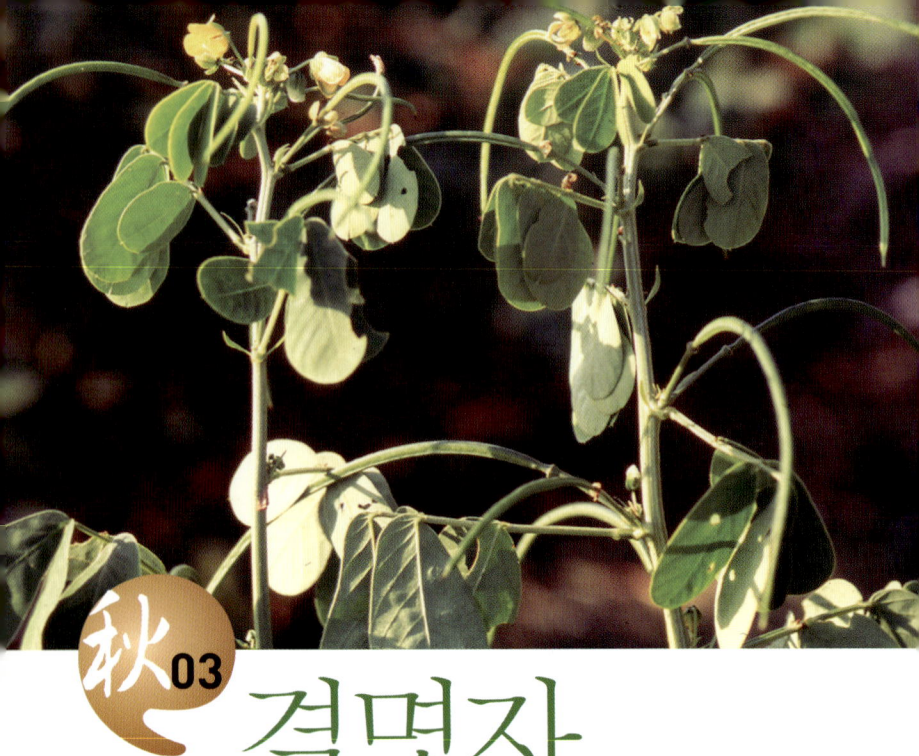

결명자

Cassia tora L.

- 콩과
- 생약명 : 결명자(決明子)
- 별명 : 긴강남차, 결명차, 초결명

① 가을에 콩꼬투리를 제거하고 씨앗을 채집한다.
② 종자를 2~3일간 햇볕에 말려서 종이봉투에 보관한다.
③ 변비, 더부룩한 위 등에는 가볍게 볶아서 달여 마신다.
④ 신진대사, 혈액순환을 도와주므로 차로 달여 꾸준히 마신다.

생김새와 특징

원래는 북아메리카 원산의 일년초로서 키는 1~1.5m가 된다. 8~9월 경 잎겨드랑이에 노랗고 작은 꽃이 아래로 달린다. 꽃이 진 다음 가늘고 긴 강낭콩 모양으로 굽은 콩꼬투리가 생기고, 그 속에는 갈색으로 육각형 모양을 한 종자가 들어 있다.

이 종자를 건조한 것이 세간에서 흔히 말하는 결명자인데, 달여서 마시면 눈병에 효과가 있다는 의미에서 '결명자' 라는 이름이 붙여졌다. 거의 비슷한 석결명의 종자는 협과로 납작하다.

가을편

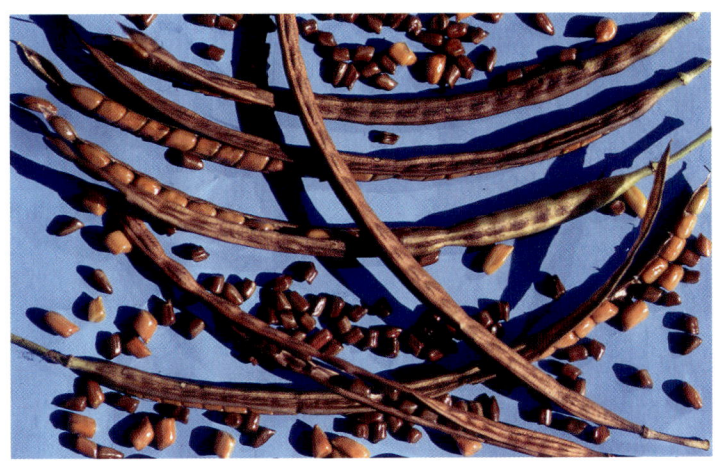

결명자 꼬투리

이용법

결명자에는 안트라퀴논(anthraquinone) 배당체인 에모딘(emodin), 옵투신(obtusin) 등이 함유되어 있다.

약간의 변비가 있는 사람이나 상습 변비가 있는 사람은 결명자 20~30g을 컵 1잔의 물에 넣고 반 정도 될 때까지 달여서 하루에 한 번 마시면 효과가 있다. 달이기 전에 종자를 프라이팬이나 냄비에 넣어 가볍게 볶은 후 달이면 향기도 좋고 마시기 쉽다. 2~3명이 차 대신에 마시려면 중간 크기의 주전자에 결명자를 한 줌 정도 넣고 달인다. 매일 마셔도 특별한 해가 없다. 고혈압에는 결명자차를 끓여서 계속하여 아침 · 저녁으로 한 잔씩 마시면 혈압이 내려간다. 오랫동안 꾸준히 마셔야 한다.

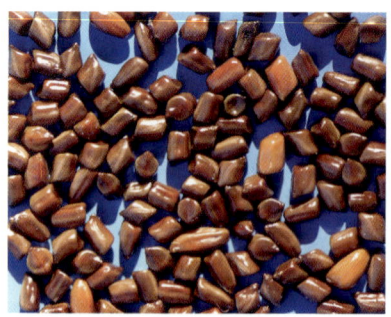

결명자 열매

약효: 완하, 자양강장, 고혈압, 항균, 명목, 간염

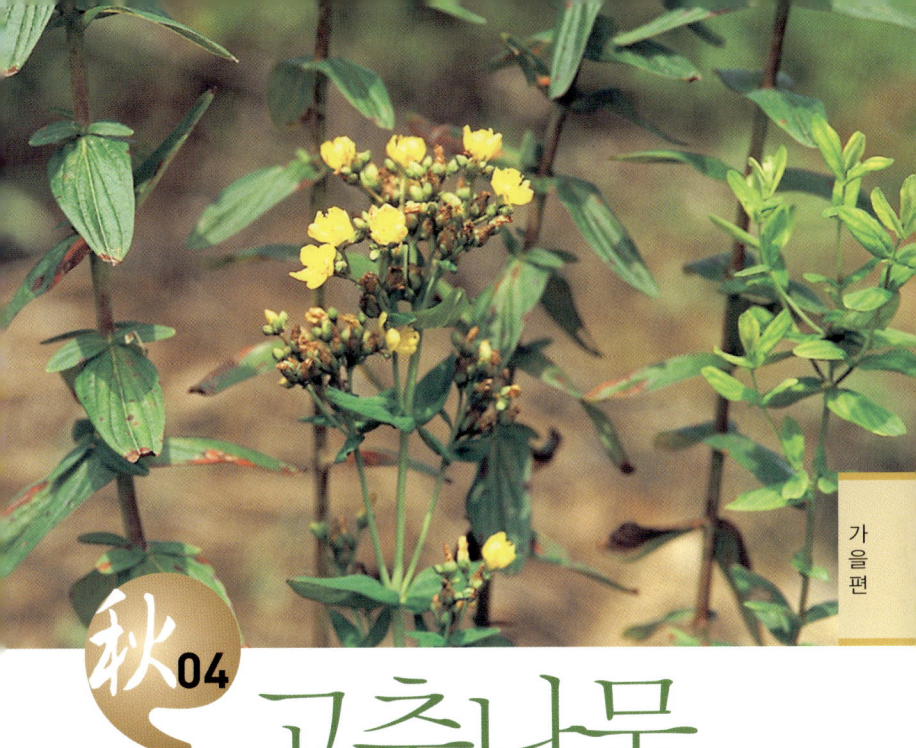

고추나물
Hypericum erectum Thunb.

- 물레나물과
- 생약명 : 소연교(小連翹)
- 별명 : 서향초, 고추풀, 배초, 제절초

① 꽃과 열매가 달린 잎줄기를 채취한다.
② 2~3일간 햇볕에 말려 적당히 잘라서 보관한다.
③ 진하게 달여서 종기, 땀띠, 습진, 피부염 등에 바른다.
④ 땀띠 등에는 헝겊주머니에 넣어 목욕제로 쓰면 효과가 있다.
⑤ 벌레 물린 곳이나 찰과상에는 생잎을 비벼서 붙인다.

생김새와 특징

고추나물은 꽃이 지면 작은 고추같이 생긴 열매가 맺히기 때문에 붙여진 이름이다. 딱딱한 씨방에 작은 알갱이들이 가득 들어 있다. 한방에서는 6~8월에 풀 전체를 캐서 말린 것을 소연교(小連翹)라 하는데 열매 중에 종자가 배열된 자세가 깃털의 의미인 교(翹)와 비슷하나 작기 때문에 한자 이름이 붙여졌다.

전국적으로 분포하며 산지나 들의 풀밭에서 자라는 다년생 초본으로 뿌리줄기나 종자로 번식한다. 7~8월에 꽃이 핀다. 곧추 자라는 원줄기는 높이 30~60㎝ 정도이고 가지가 갈라지며 둥글다. 서로 어긋나는 잎은 잎꼭지가 없고 잎몸의 밑부분이 원줄기를 감싸고 흑색 점이 있으며 가장자리가 밋밋하다. 원추형의 꽃차례에 달린 꽃은 황색이다.

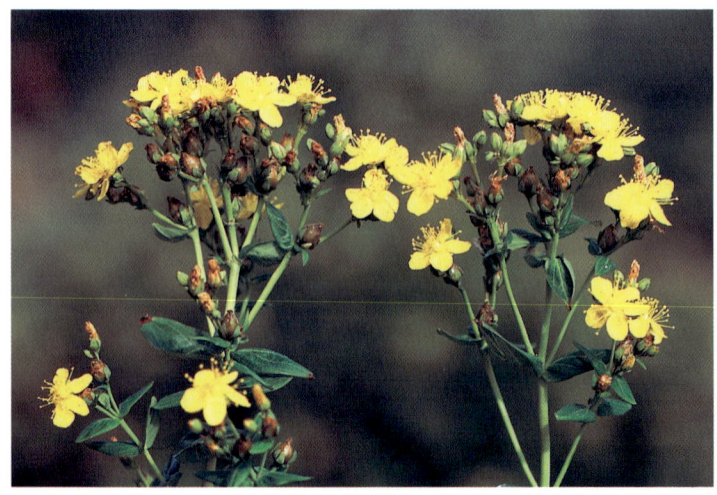

꽃잎이 5장인 고추나물 꽃

히페리신(hypericin)과 타닌(tannin) 성분이 함유되어 있기 때문에 상처를 입었을 때는 고추나물 생잎을 비벼서 붙여주면 좋다. 잎줄기를 건조한 것 10~15g을 컵 1잔의 물에 넣어 반 정도 될 때까지 달여서, 식힌 다음 상처나 농가진, 습진 등에 바르면 효과가 좋다. 소주 100cc에 고추나물 잎줄기 5~10g을 담가 1주일 정도 둔 후 추출액을 발라주어도 좋다. 땀띠에는 헝겊주머니에 잎줄기를 채워서 욕조에 띄워 목욕을 하고 욕조에서 나와서는 달인 액을 바르고 파우더를 뿌려두면 효과적이다.

가을편

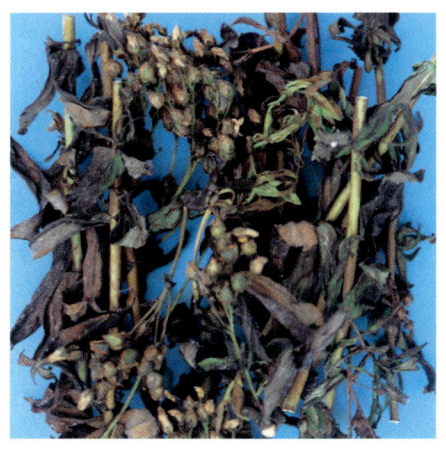

건조된 고추나물 잎줄기

약효   소염, 수렴, 지혈, 진통, 종기, 타박상, 월경불순

고추나물

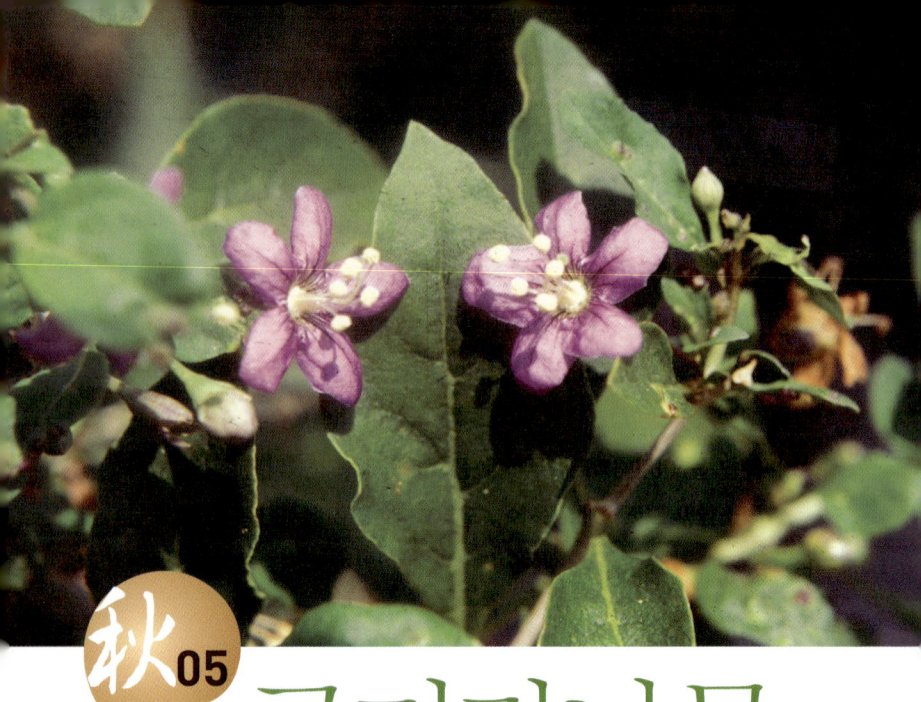

구기자나무
Lycium chinense Mill.

- 가지과　• 생약명 : 구기엽(枸杞葉), 구기자(枸杞子), 지골피(地骨皮)
- 별명 : 서향초, 고추풀, 배초, 제절초

① 열매는 가을에 채취하여 세척한 후 구기자술을 담아 마신다.
② 봄~여름에 잎을 따서 2~3일간 햇볕에 말려서 종이봉투에 보관한다.
③ 말린 잎(구기엽)에 뜨거운 물을 부어 차 대신에 마시면 피로회복에 좋다.
④ 감기의 열, 기침 등에는 지골피(뿌리껍질)를 달여 마신다.

생김새와 특징

동아시아 열대에서 온대에 걸쳐 분포하는 낙엽관목이다.
높이는 1~2m 정도로 가지가 유연하여 아래로 늘어지며, 흙과 만나면 뿌리를 내리고 번식한다. 가지에 변형가시가 있고, 잎은 타원형으로 어긋나며 길이 2~4cm, 폭 1~1.5cm로 잎은 가장자리에 톱니가 없이 매끄러운 모양이다. 6~9월에 자줏빛 꽃이 피고, 가을이면 타원형의 열매가 붉게 익는다. 열매는 단맛이 난다.

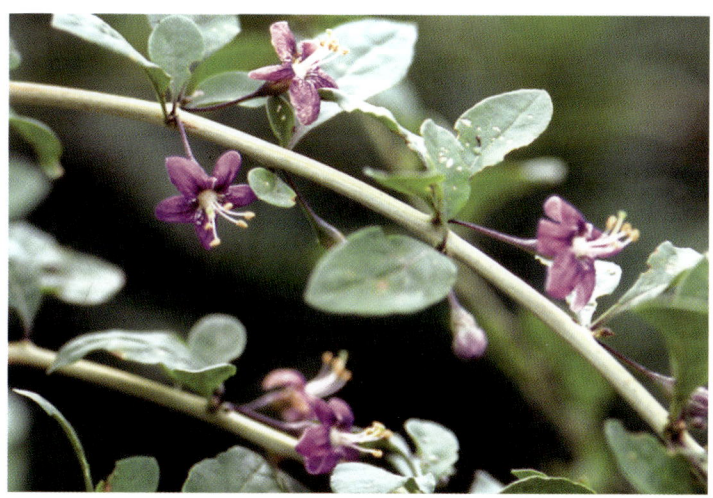

구기자 꽃

이용법

중국의 '구기(枸杞)'라는 한자 이름이 들어와 구기자가 되었으며, 뿌리껍질은 '땅속의 뼈 껍질'이란 의미에서 '지골피(地骨皮)'라고 한다. 옛날 '구기자나무의 굵은 줄기를 잘라서 지팡이로 만들어 짚

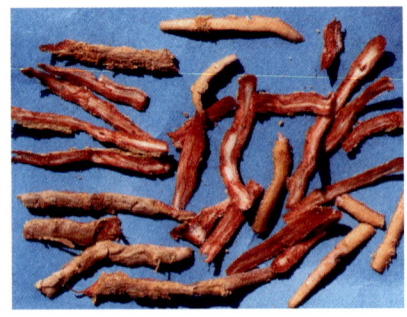

구기자나무 뿌리껍질(지골피)

고 다니면 늙지 않는다' 하여 '신선의 지팡이'라고 하였다는 이야기도 있다. 잎에 고혈압 치료제인 루틴(rutin)이나, 칼륨염을 함유하고 있기 때문에, 말린 잎에 뜨거운 물을 부어 차 대신에 마시면 동맥경화증을 예방할 수 있다. 특히 어린싹이 좋기 때문에 봄에 싹이 나오면 따두는 것이 좋다.

구기자술은 소주 1.8ℓ에 구기자 200g을 넣어 약술을 담근다. 자양강장·저혈압·불면증 등에 효과가 있으며 매일 밤 자기 전에 한 잔씩 마시면 좋다. 또한, 초여름의 새싹이나 여름에 다 자란 잎을 따서 햇볕에 말린 것을 구기엽(枸杞葉)이라 한다. 자양강장·피로회복·고혈압 개선 등에는 구기엽을 1일, 10~15g씩 달여 마시면 좋다.

약효 동맥경화 예방, 당뇨, 혈압강하, 자양강장, 신체허약, 간염, 신경쇠약, 해수

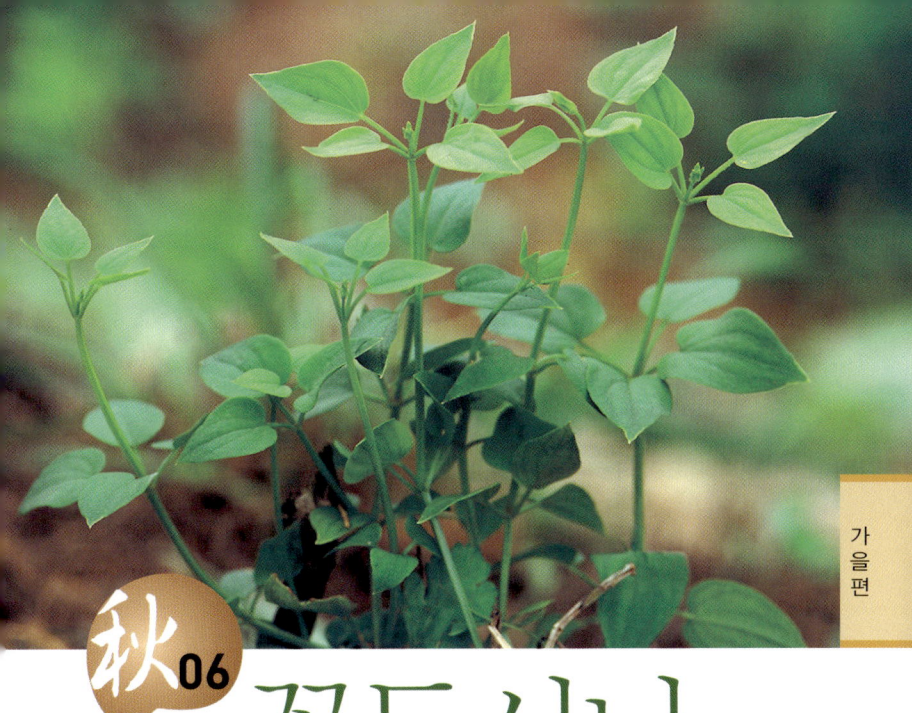

가을편

秋 06
꼭두서니
Rubia akane Nakai

- 꼭두서니과   • 생약명 : 천초근(茜草根)
- 별명 : 팔선초, 금전초, 가삼지리, 꼭두서니

① 가을에 뿌리를 파내어 씻는다.
② 적당히 잘라서 2~3일간 햇볕에 말린다.
③ 종이봉투에 담아 서늘하고 그늘진 곳에 보관한다.
④ 편도선염이나 구내염 등에는 뿌리를 달여서 목 양치액으로 사용한다.
⑤ 뿌리를 알콜에 담가서 작게 베인 상처의 소독약으로 쓴다.

생김새와 특징

야산에서 흔히 볼 수 있는 덩굴성의 여러해살이풀로서 까칠까칠한 줄기에 긴 자루가 있는 4장의 잎이 돌려나고 있는 것이 특징이다. 같은 그룹으로 갈퀴덩굴이나 네잎갈퀴 등이 있는데, 뿌리를 뽑아보면 꼭두서니(천초)만이 황적갈색을 띠고 있기 때문에 쉽게 구별할 수 있다.

고대 염료식물의 하나로써 사용했는데, 최근 '천연염색'의 붐에 따라서 다시 평가되고 있다. 9~10월경 잎이 붙어 있는 뿌리에서 짧은 가지를 내고, 노랗고 작은 꽃을 드문드문 피운다.

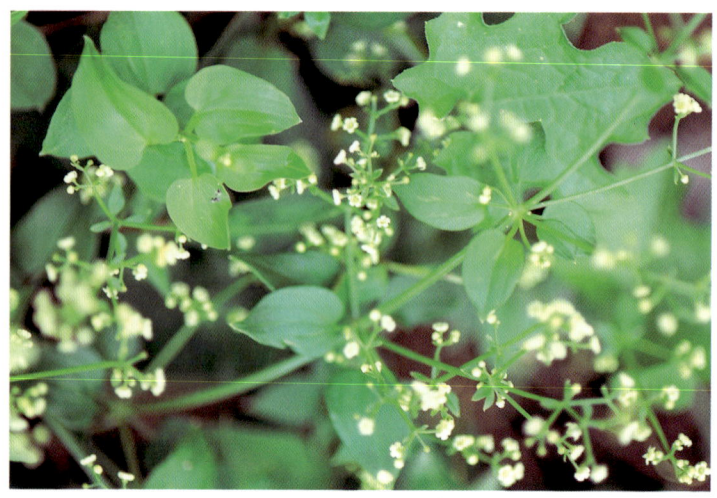

꼭두서니 꽃

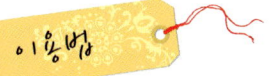

꼭두서니 뿌리에는 구연산(citric acid), 사과산(malic acid) 등의 성분이 있으며 잎에는 유기산(organic acid)과 플라보노이드(flavonoid) 등의 성분이 포함되어 있다.

가을에 뿌리를 파내어 물에 씻은 후 적당히 잘라 2~3일간 햇볕에 말리고, 서늘한 곳에 보관한다. 편도선염이나 구내염, 치통 등에는 뿌리 3~5g을 컵 1잔의 물에 넣고 반 정도 될 때까지 달여서 식힌 다음 수시로 가글하면 효과가 있다. 꼭두서니 뿌리는 신장과 방광의 결석을 녹이는 데도 효과가 있으며 검은 열매를 말려서 20~30알을 1일분으로 해서 달여 마시면 월경불순에 좋다.

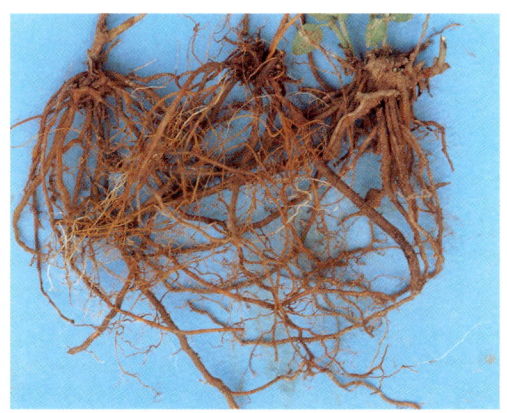

꼭두서니 뿌리

소염, 수렴, 지혈, 진해, 거담, 타박상, 기관지염

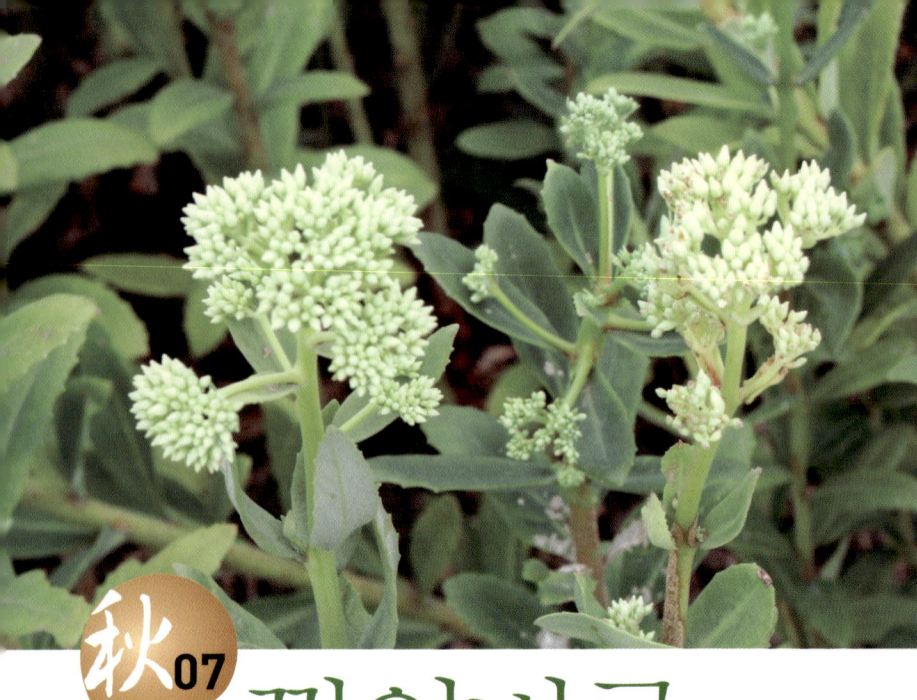

꿩의비름

Hylotelephium erythrostictum (Miq.) H.Ohba

- 돌나물과 • 생약명 : 경천(景天)
- 별명 : 변경초, 신화초

① 생잎을 가볍게 불에 쬐어 굽는다.
② 손으로 비빈다.
③ 종기 환부에는 가제로 고정한다.

생김새와 특징

꿩의비름은 산에 햇볕이 잘 들고 바위가 많은 곳 등에 자라는 다육질의 여러해살이풀로서 키가 30~60㎝가 되고, 8~9월경에 줄기 끝에 흰 빛을 띤 분홍색의 꽃을 총총하게 피운다. 꽃잎은 다섯 장이다.

잎은 조금 흰 빛을 띠는 담녹색을 하고 있어, 다른 식물과 구별이 가능하다. 중국이 원산으로 홍자색의 꽃을 피우는 것을 큰꿩의비름이라고 하며, 같은 그룹에는 고산성의 왕돌꽃이나 노란색을 띠는 기린초 등이 있다.

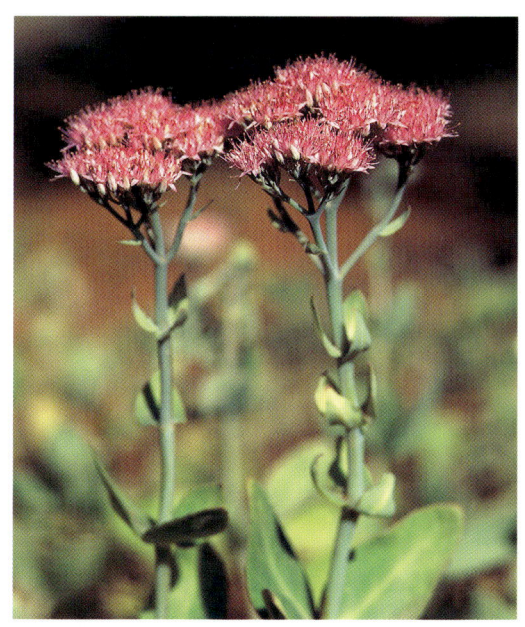

꿩의비름 꽃

이용법

꿩의비름 잎에는 세도헵툴로즈(sedoheptulose) 등의 성분이 함유되어 있다. 또한 다육질의 잎에는 엽록소나 점액질이 많은데, 종기가 생겼을 때 생잎을 따서 가볍게 불에 쬐듯이 구워 손가락으로 비벼서 환부에 바른 후 가제로 덮어준다. 건조해지면 하루 1~2회 교환해준다. 이렇게 하면 고름이 빨리 나오게 되어 종기 치료에 효과가 있다.

보약(補藥) 복용 시 주의점

아무리 좋은 보약이라도 소화를 시키지 못하면 무용지물이다. 따라서 소화기능이 떨어진다면 이를 먼저 치료하고 보약을 먹는 것이 중요하다. 감기 등 급성 감염성 질환이 있을 때에도 주의해야 한다. 보약을 잘못 사용하면 오히려 질병이 악화될 수 있기 때문이다. 이 경우에도 우선 질병을 치료하는 것이 순서이다. 여기에 원기를 돕는 보완요법으로 보약을 써야 한다.

보약을 복용할 때에는 충분한 수면을 취해야 하고, 마음의 안정을 갖도록 한다. 소화에 부담을 줄 수 있는 음식, 또 술·담배 등은 피하는 것이 바람직하다.

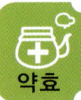

약효 청열, 해독, 지혈, 단독, 종기, 풍진

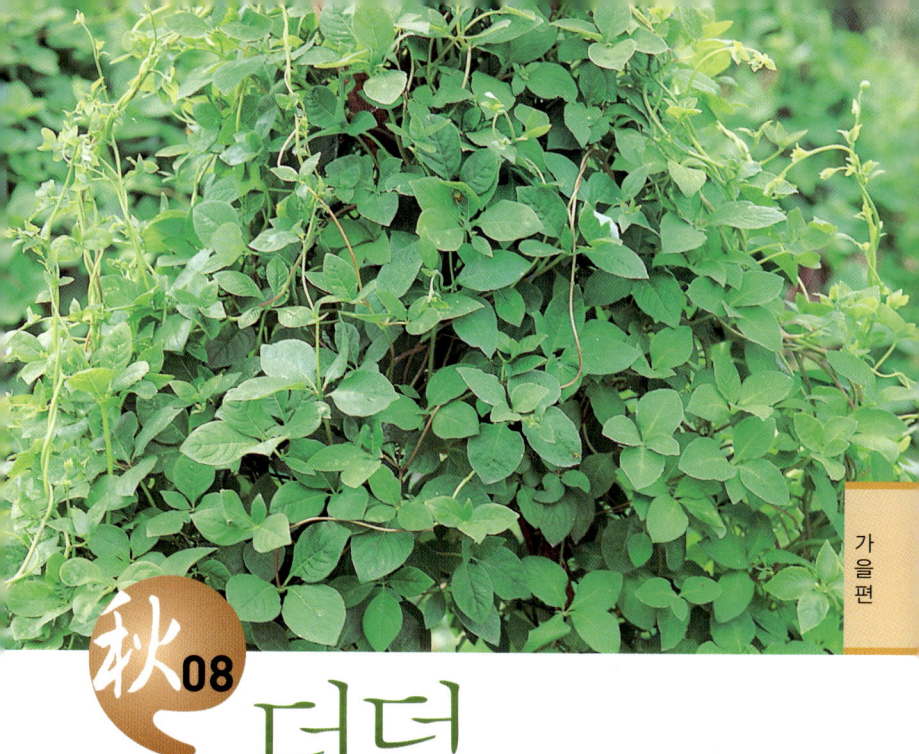

가을편

秋 08 더덕

Codonopsis lanceolata (Siebold & Zucc.) Trautv.

- 초롱꽃과
- 생약명 : 양유(羊乳)
- 별명 : 사삼(沙蔘), 노삼(奴蔘), 산해라(山海螺)

① 더덕은 껍질을 벗기고 반으로 갈라 방망이로 자근자근 두드린 후 잘 펴서 물에 담가 쓴물을 우려낸다.

② 더덕을 물기 없이 짠 후 가늘고 길게 찢는다. 갖은 양념으로 무친다.

③ 더덕을 소금간으로 하얗게 무치면 깨끗하며 간장과 고춧가루로 무치면 빛이 곱다. 또 더덕을 아주 곱게 찢어서 북어 부풀린 것같이 하여 더덕 물을 짜내고 무칠 수도 있다.

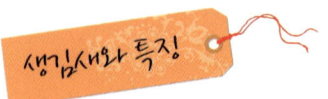
생김새와 특징

여러해살이 덩굴로, 식물 전체에서 향이 나는 방향성 식물이다. 더덕의 줄기는 덩굴로 되어 있으며 잎이나 줄기를 자르면 흰색 즙이 나오고 8~9월경에 자주색의 꽃이 종 모양으로 가지 끝에 핀다. 뿌리 모양은 길이 10~20㎝, 직경 1~3㎝ 정도로 뿌리 전체에 혹이 많아 두꺼비 등처럼 생겼다. 이 혹 모양이 더덕더덕 붙어 있어서 '더덕'이라 부른다. 더덕은 향이 강해 더위가 기승을 부릴 때면 가장 짙은 냄새를 풍긴다. 아무리 냄새에 둔감한 사람이라도 한여름에 숲을 걷다가 더덕 특유의 향을 맡고는 더덕이 있는 곳을 찾아 낼 수 있을 정도다.

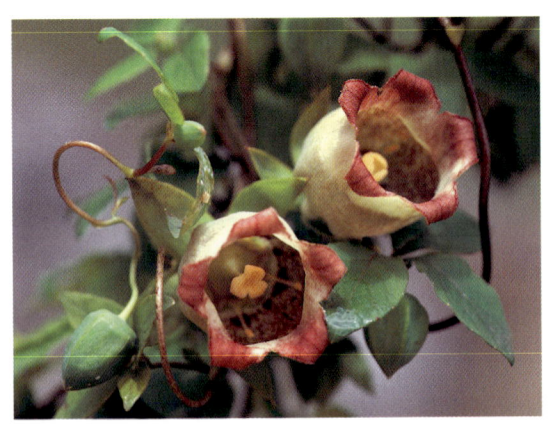

더덕 꽃

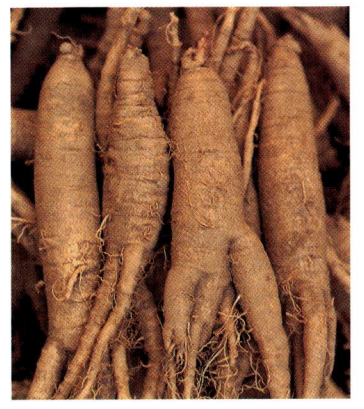

더덕 뿌리

더덕은 건강식품으로 가치가 매우 높아 인, 티아민(thiamin), 리보플라빈(riboflavin), 당류 등의 많은 성분을 함유하고 있다. 특히 뿌리에는 사포닌(saponin), 이눌린(inulin)이 다량 함유되어 있어 자양강장, 해열, 거담 등에 효능이 있다.

가을편

더덕구이 만드는 법

① 껍질을 벗긴 더덕을 물에 담가 우려서 반으로 쪼개어 방망이 혹은 칼 등으로 자근자근 두들겨 편편하게 편다.
② 더덕에 참기름, 간장을 섞은 기름장을 고루 바른 뒤 애벌 굽는다.
③ 양념은 고추장에 파, 마늘, 참기름, 물, 깨소금, 설탕을 섞어 애벌 구이한 더덕에 다시 발라서 또 한 번 구워 낸다.
④ 간장 양념을 할 때는 간장에 파, 마늘, 깨소금, 설탕, 참기름을 섞어 애벌구이한 더덕에 발라서 구워 낸다.

약효: 거담, 항염증, 위궤양, 부산피질호르몬 분비촉진, 기도 점액 및 타액분비 촉진

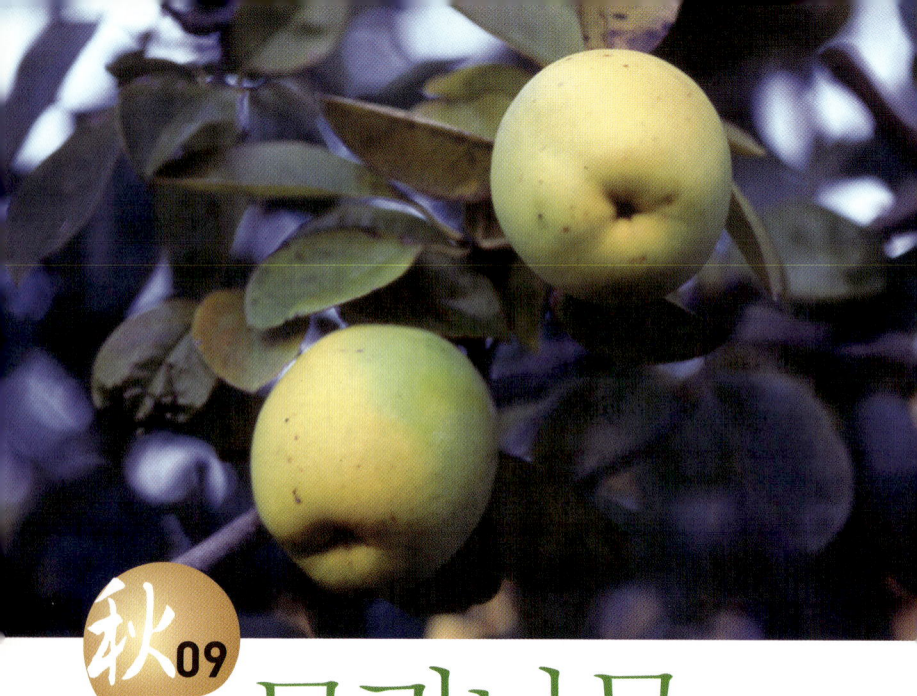

秋09 모과나무

Chaenomeles sinensis (Thouin) Koehne

- 장미과
- 생약명 : 목과(木瓜), 명노(樠櫨)
- 별명 : 화이목, 목이

① 열매가 노랗게 익으면 동그랗게 잘라서 일주일 정도 말린다.
② 종이봉투에 담거나 매달아서 서늘한 곳에 보관한다.
③ 조금씩 달여 마시면 폐를 튼튼하게 하고 위를 편하게 해준다.
④ 설탕에 절여 만든 모과차는 시린 무릎, 근육 경련에 좋다.

생김새와 특징

중국이 원산지이며 과수 또는 분재용으로 심는다. 높이가 10m에 달한다. 어린 가지에 털이 있으며 두해살이 가지는 자갈색의 윤기가 있다. 잎은 어긋나고 타원상 달걀 모양 또는 긴 타원형이다. 잎 윗가장자리에 잔 톱니가 있고 밑부분에는 액체물질을 분비하는 선(腺)이 있으며 턱잎은 일찍 떨어진다. 꽃은 연한 홍색으로 4~5월에 피고 지름 2.5~3㎝이며 1개씩 달린다. 꽃잎은 달걀을 거꾸로 세운 모양이고 끝이 오목하다. 열매는 타원형 또는 거의 구형이며 길이 10~20㎝, 지름 8~15㎝이며 목질이 발달해 있다. 9~10월에 황색으로 익으며 향기가 좋으나 신맛이 강하다.

처음 모과를 보는 사람은 누구나 몇 번 놀란다고 한다. 먼저 못생긴 모양에 놀라고, 두 번째로 못생겼지만 좋은 향기에 놀라고, 세 번째로 이렇게 향기가 좋은데 고약한 맛에 놀란다는 것이다. 하지만 모과는 좋은 한약재로 쓰인다.

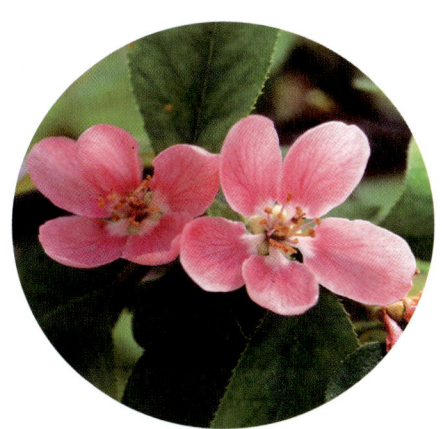

모과나무 꽃

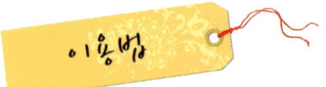

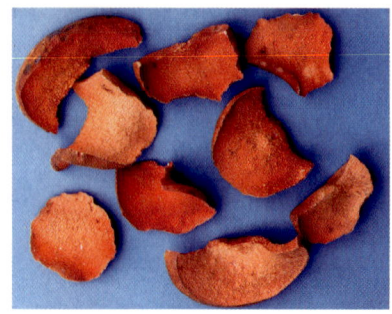

말린 모과

모과에는 구연산(citric acid), 사과산(malic acid) 등의 유기산이 들어 있다. 감기에 걸려서 기침이 나오고 가래가 계속 나올 때는 얇고 둥글게 자른 모과 과실 1~2개를 컵 1잔의 물에 넣고 반 정도 될 때까지 달여서 2~3회 나누어서 적당량 마시면 약이 된다. 노랗게 익은 열매는 1cm 정도의 두께로 둥글게 자르고, 실에 꿰어 널어 말린 후 저장해 둔다. 저혈압증, 빈혈증, 냉증 등에는 모과주를 담아 자기 전에 1~2잔 마신다.

모과주 담는 방법

소주 1.8ℓ에 생모과를 둥글게 자른 것을 1kg가량 넣어서 1~2개월 서늘한 곳에 저장했다가 이용한다.

약효 거담, 과실주 원료, 거풍, 이질

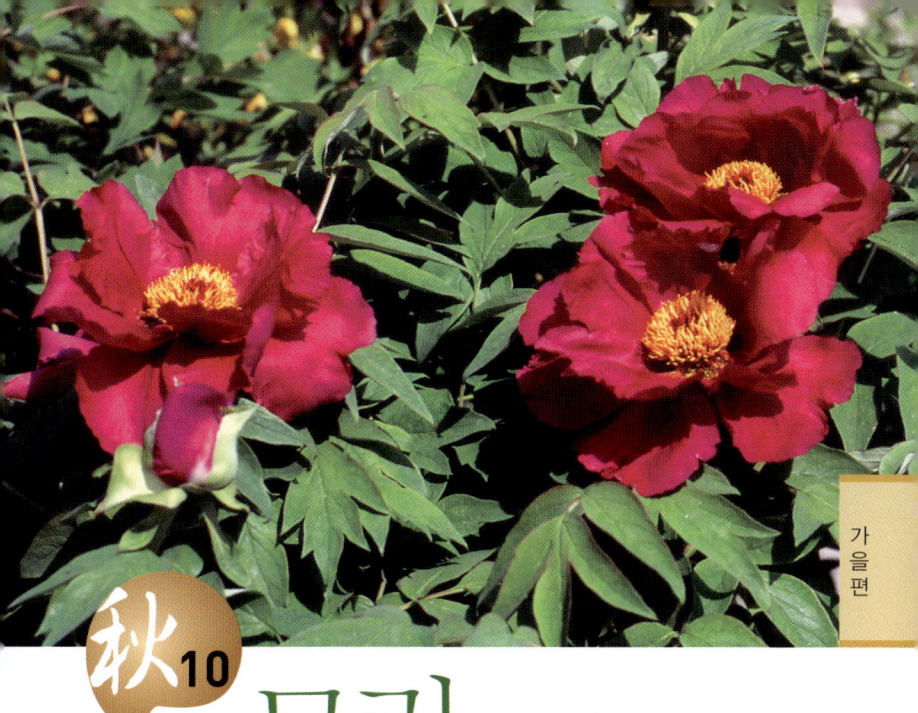

가을편

秋 10
모란(목단)
Paeonia suffruticosa Andr

- 작약과 • 생약명 : 목단피(牧丹皮)
- 별명 : 목단, 목작약, 부귀화

① 9월말 뿌리줄기를 파내어 씻는다.
② 윗부분의 싹이 상하지 않도록 뿌리를 잘라서 씻는다.
③ 나무망치로 가볍게 두드려서 갈라진 틈으로 심을 제거한다.
④ 목단피를 햇볕에 잘 말린다.
⑤ 종이봉투에 담아 그늘지고 서늘한 곳에 보관한다.
⑥ 달여서 마시거나 대황목단피탕(大黃牧丹皮湯) 등 한방에 쓴다.

생김새와 특징

모란은 중국 원산의 낙엽관목으로 높이는 2m에 이르며 가지가 굵고 털이 있다. 꽃은 5월에 홍자색으로 피며 지름이 15㎝ 이상이고 가지 끝에 1개씩 달린다. 꽃잎은 8장 이상이며 가장자리에 불규칙한 결각(깊이 패어 들어간 부분)이 있고 많은 수술과 2~6개의 암술이 있다. 열매는 골돌과로 가죽질이고 짧은 털이 많으며 9월에 익는다.

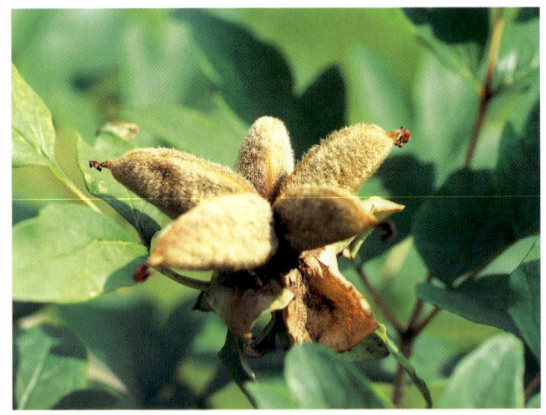

모란 열매

골돌과

열과(裂果)의 하나. 여러 개의 씨방으로 이루어졌으며, 익으면 벌어진다. 작약의 열매, 바꽃의 열매 따위가 이에 속한다.

뿌리껍질을 약재로 사용한다. 봄 또는 가을에 채취하여 속의 딱딱한 부분을 제거한 다음 햇볕에 말려 잘게 잘라서 사용하거나 불에 볶아서 쓰기도 한다. 성분은 페오놀(paeonoel), 페오니플로린(paeoniflorin) 등이다. 말린 약재를 1회에 2~4g씩 200㎖의 물을 넣고 약한 불에서 뭉근하게 달이거나 가루로 빻아 병세가 호전될 때까지 식간(식후 2시간 정도 지나 공복 시)에 복용하면 좋다. 신장염, 소염, 관절염, 변비 개선에 효과적이다.

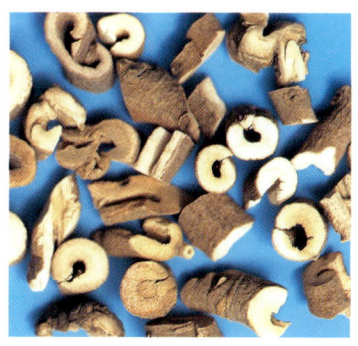

목단피(牧丹皮)

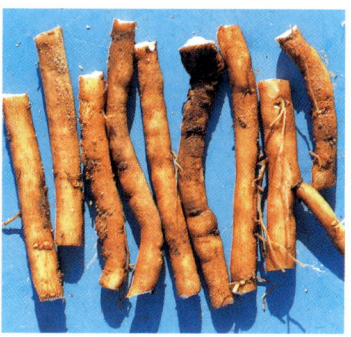

목단 뿌리

약효: 해열, 진통, 진경, 통경, 소염, 변비, 월경불순

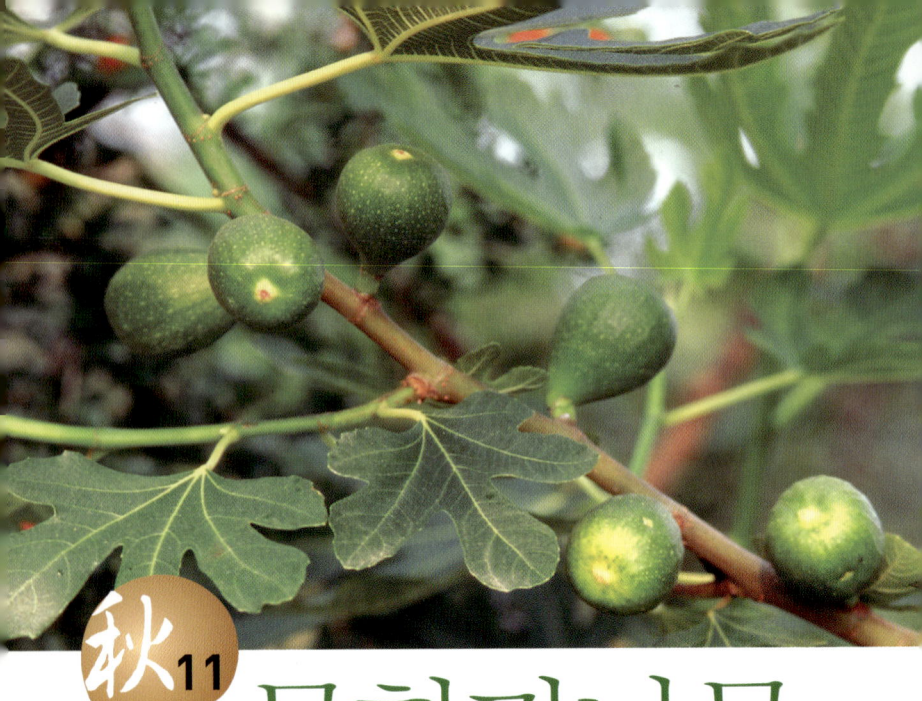

秋 11 무화과나무
Ficus carica L.

- 뽕나무과
- 별명 : 은화과
- 생약명 : 무화과(無花果), 무화과엽(無花果葉)

① 여름~가을에 걸쳐서 잎을 채취하여 잘게 잘라 4~5일간 햇볕에 말린다.
② 종이봉투에 담아 그늘지고 서늘한 곳에 보관한다.
③ 무화과나무 수액이나 잎 달인 물을 바르면 사마귀가 떨어진다.
④ 열매는 씻어서 2~3일간 햇볕에 말린 후 잘게 잘라서 종이봉투에 보관한다.
⑤ 무화과 열매는 장을 튼튼하게 하여 변비에 좋고 위장활동을 촉진하여 설사를 멈추게 한다.

생김새와 특징

높이 4m 정도의 갈잎떨기나무로 봄부터 여름까지 잎겨드랑이에서 주머니 같은 꽃차례(꽃이 줄기나 가지에 붙어 있는 상태)가 발달하며 그 속에 많은 꽃이 들어 있다. 열매는 5~8㎝ 정도의 달걀 모양이고 8~10월 흑자색으로 익는다. 유실수 중에서 농약을 치지 않아도 잘 자라는 식물이며 작은 나무에서도 많은 열매를 수확할 수 있다. 영암지역에서 생산되는 무화과가 전국 무화과 생산량의 70%를 차지하며 당도와 크기가 좋다.

가을편

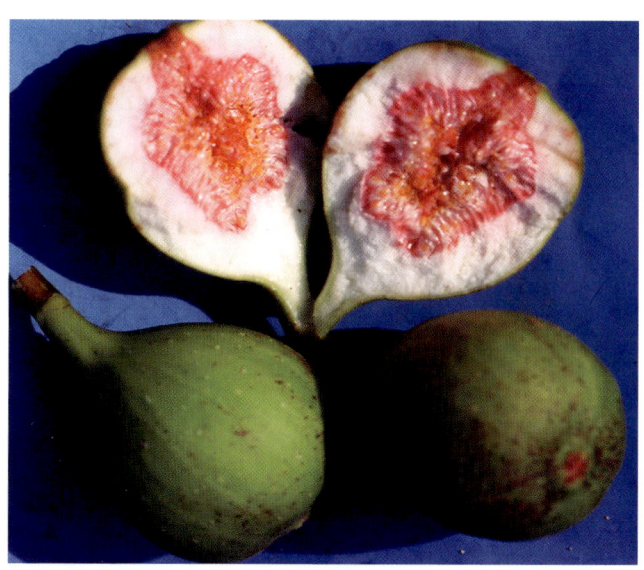

무화과나무 열매

이용법

무화과 열매는 2~3일간 햇볕에 말리고, 적당히 달여서 마시면 통변 효과가 있다. 주로 구연산(citric acid), 사과산(malic acid)이 풍부하여 신진대사를 도와주기 때문이다.

치질에는 무화과 잎을 모아 적당히 잘라 2~3일간 말려서, 헝겊주머니에 가득 채워, 욕조에 넣고 목욕한다. 몸이 아주 따뜻해지는 효과가 있다. 생잎은 재래식 화장실의 소독에 사용된다. 사마귀에는 무화과나무에서 나오는 흰 유액을 수시로 바른다. 사마귀가 큰 경우에는 뿌리를 면사로 강하게 묶어 그 위에 반창고를 붙여두면 2~3일 후에 저절로 떨어지기 때문에 그 흔적에 유액을 바른다.

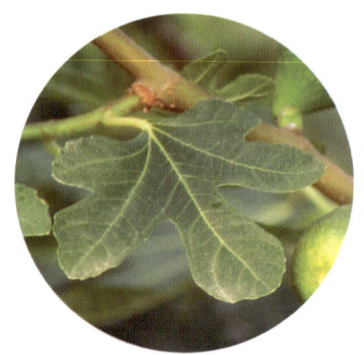

무화과나무 잎

약효: 보온, 살충, 완하, 장염, 아집, 변비, 종기, 건위, 치질

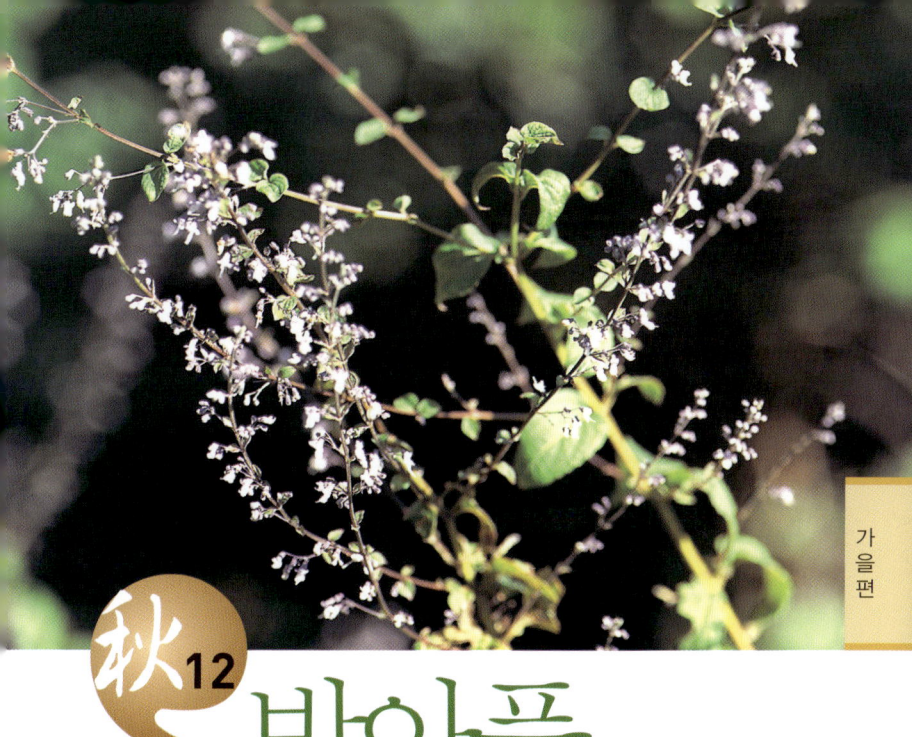

방아풀

Plectranthus japonicus (Burm.) Koidz.

- 꿀풀과
- 생약명 : 연명초(延命草)
- 별명 : 회채화

① 9~10월에 꽃이 피어 있을 때 잎줄기를 채취한다.
② 바람이 잘 통하는 그늘에서 말린다.
③ 적당히 잘라서 그늘지고 서늘한 곳에 보관한다.
④ 위가 안 좋거나 식욕부진에 달여 마신다.
⑤ 잎줄기의 분말을 만들어 꾸준히 마셔도 좋다.

생김새와 특징

방아풀은 산과 들의 약간 건조한 장소에 자라는 꿀풀과의 여러해살이풀로서 키는 50~150㎝이다. 잎은 마주나고 긴 잎자루가 달린 넓은 달걀 모양으로 가장자리는 톱니처럼 되어 있다.

8~9월에 연한 자주색 꽃이 취산꽃차례로 줄기 끝이나 잎겨드랑이에 피고 열매는 수과(瘦果, 씨는 하나이며 모양이 작고 열매가 익어도 터지지 않음)를 맺는다. 자세히 살펴보지 않으면 눈에 잘 띄지 않는 풀이다. 잎을 씹으면 상당히 쓰기 때문에 쉽게 구별할 수 있다. 연명초(延命草)라는 이름이 생긴 것은 옛날에 길을 지나던 어느 고승이 복통으로 쓰러져 신음하는 환자를 발견하고 이 풀을 먹게 하여 목숨을 구하게 된 데서 기인하는 것으로 전해 오며, 암을 이기는 항암 성분이 들어 있다.

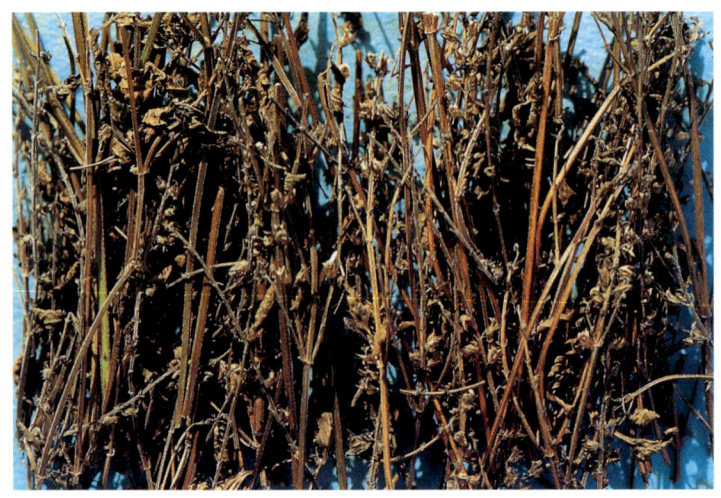

방아풀 경엽

방아풀은 가을에 꽃이 피어 있을 때 꽃이 달린 잎줄기를 잘라서 그늘에 말린 것을 재료로 이용한다. 쓴맛이 있는 엔메인(enmein) 등을 함유하여 고미성 건위의 효과가 있다.

위산과다증에는 방아풀 잎줄기 말린 것을 하루 5~15g, 컵 1잔의 물에 넣어 반 정도 될 때까지 달여서, 식후 3회로 나누어서 마신다. 또, 잎줄기를 분말로 하여 한 번에 0.5~1.5g을 물에 넣어 마셔도 좋다. 약풀 중에 용담이나 고삼 등 쓴맛을 가지는 것은 대개 건위약으로써 사용할 수가 있다. 단, 위가 좋지 않을 때는 근본적인 치료를 위하여 약초요법보다 식사 및 생활습관의 개선이 더욱 중요하다는 것을 잊어서는 안 된다.

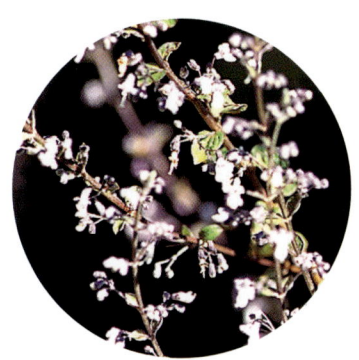

방아풀 꽃

고미건위, 해독, 종기, 소화불량, 항암, 진통, 위염

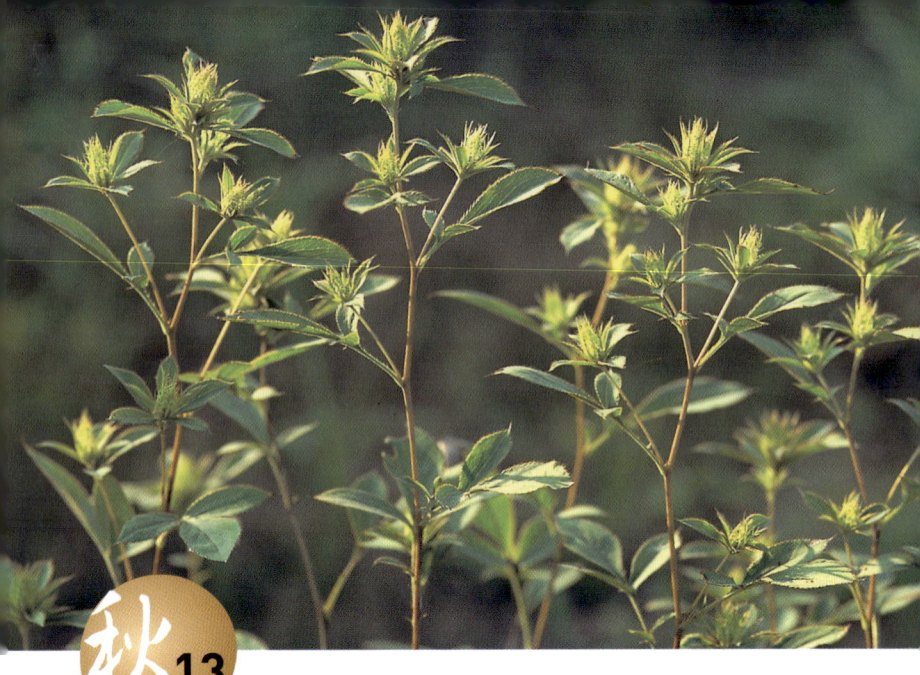

삽주
Atractylodes ovata (Thunb.) DC.

• 국화과 • 생약명 : 백출(白朮), 창출(蒼朮)
• 별명 : 동창출(冬蒼朮), 산출(山朮), 선출(仙朮), 산연(山蓮)

① 가을에 뿌리줄기를 파내어 흙을 털어낸다.
② 껍질을 벗기고 그늘에 잘 말린다.
③ 감기, 기운없을 때, 식은땀이 날 때 말린 뿌리를 달여 마신다.
④ 곰팡이의 방제를 위해서 옷을 햇볕에 말릴 때 불을 지펴서 삽주 마른 것을 태워 연기로 그슬린다.
⑤ 봄에 나오는 어린잎은 나물로 무쳐 먹는다.

생김새와 특징

산이나 구릉 등에서 자라는 자웅이주의 여러해살이풀로서 키가 50~100㎝가 된다. 줄기에 달린 잎은 어긋나고, 줄기 밑부분에 달린 잎은 깊게 깃꼴로 갈라지며, 갈라진 조각은 3~5개이고 타원 모양 또는 달걀을 거꾸로 세운 모양의 긴 타원형이다. 표면에 윤기가 있고 뒷면에 흰빛이 돌며 가장자리에 가시 같은 톱니가 있다. 잎자루의 길이가 3~8㎝이다. 줄기 윗부분에 달린 잎은 갈라지지 않고 잎자루가 거의 없다. 꽃은 암수딴그루이고 7~10월에 흰색으로 피며 줄기와 가지 끝에 두상화가 1개씩 달린다.

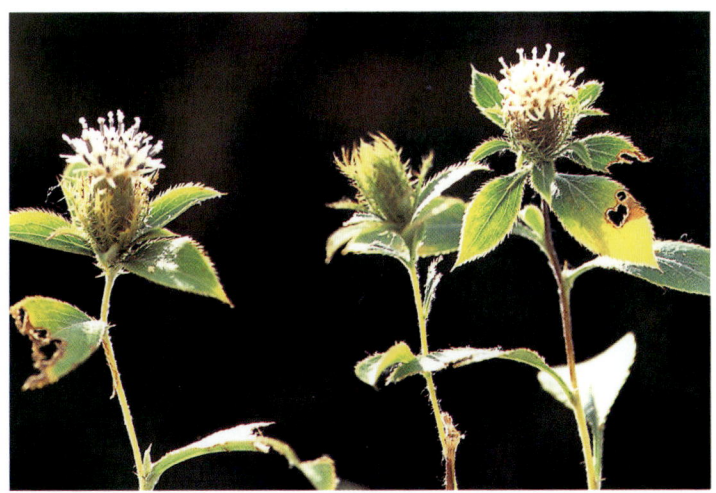

삽주 꽃

이용법

삽주의 성분은 아트락티론 (atractylone), 아트락티롤 (atractylol) 등을 함유하여 발한, 이뇨, 진통, 황달, 관절염, 종기, 건위 등에 효능이 있다. 식욕부진·소화불량·감기 등에는 삽주를 하루에 10g 달여 마시면 좋다.

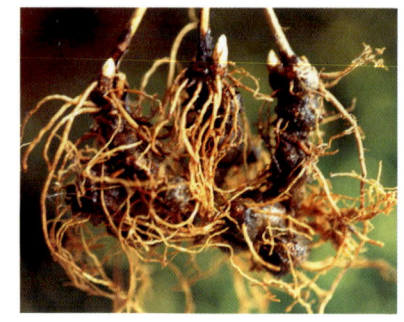

삽주 뿌리줄기

삽주는 한방에서 뿌리줄기의 겉껍질을 벗겨 말린 것을 백출(白朮)이라 하고, 잔뿌리와 불순물을 제거한 것을 창출(蒼朮)이라 한다. 그러나 최근 우리나라에서는 백출과 창출은 기원을 달리하는 약초로 분류하고 있다. 삽주는 중요한 한방약의 하나로서 건위, 이뇨제인 영계출감탕 등에 배합되는데 단독으로 사용하는 일은 거의 없다. 옛날에는 포목전에서 옷감의 곰팡이를 방지하기 위해서 삼복 때 옷감을 햇볕에 쬐고 바람에 쐴 때, 건조한 뿌리줄기에 불을 지펴 그 연기로 옷감을 그을리게 했다. 집에서도 의복을 음건할 때 이용할 수가 있다.

약효: 의복의 곰팡이 방지, 거풍, 발한, 식욕부진, 권태, 구토, 이질, 종기, 황달, 건위, 관절염

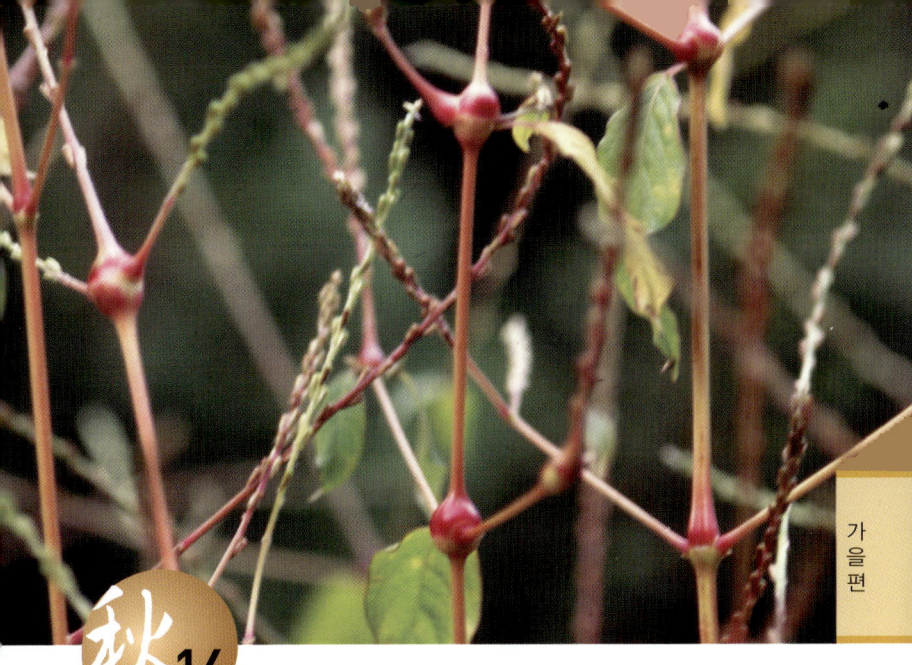

가을편

秋 14 쇠무릎

Achyranthes japonica (Miq.) Nakai

- 비름과 • 생약명 : 우슬(牛膝)
- 별명 : 쇠물팍, 우슬초, 마척초, 쇠무릎지기

① 10~11월 잎줄기가 시들 무렵 뿌리를 캐서 씻는다.
② 적당히 잘라서 2~3일간 햇볕에 말린다.
③ 종이봉투에 담아 서늘하고 그늘진 곳에 보관한다.
④ 급성신장염, 관절염 등의 부기 제거에는 달여서 마신다.
⑤ 잘게 썬 우슬주를 만들어 마시면 다리, 허리, 하복부에 힘이 나게 한다.

생김새와 특징

가을에 야산을 걸어가면 바지에 작은 식물의 열매가 많이 붙어서 제거하기 어려운 경우가 있는데, 우슬인 경우가 많다. 키가 1m 정도가 되는 여러해살이풀로서, 8~9월경 녹색의 작은 꽃을 피우는데, 그다지 눈에 안 띈다. 어느 곳에나 다 있는데, 줄기는 네모졌고 통통한 마디의 생김새가 마치 소의 무릎과 같다 하여 그 생긴 모양에서 이름이 붙여진 것이다. 한자명은 그대로 우슬(牛膝)이 되어 한방에서 쓰인다. 쇠무릎의 어린 순은 나물로 먹으며, 뿌리를 한방에서 우슬(牛膝)이라고 한다. 우리나라에서 구절초, 옻나무, 느릅나무 등과 같이 민간약으로써 가장 많이 이용되는 것 중의 하나이며, 지역에 따라서 말장아리뿌리, 우실, 말장이 등 여러 가지의 이름이 있다.

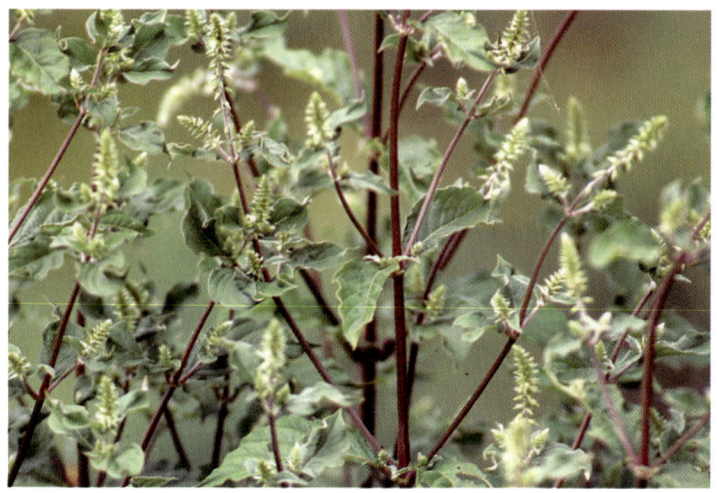

쇠무릎 꽃

우슬(牛膝)은 가을에서 겨울에 걸쳐서 지상부가 말라서 죽을 무렵 뿌리를 채집하여 햇볕에 건조하여 사용한다. 최근 임상실험에 의하면 우슬을 물로 추출한 엑기스가 여자들의 트리코모나스 질염(膣炎)에 특효가 있는 것으로 밝혀졌다. 또한 우슬의 추출액을 환부에 바르면 가려움 및 대하(帶下)가 즉시 치료된다. 그러나 자궁을 수축하는 작용이 있기 때문에 임산부들은 위험이 있으므로 사용을 피하여야 한다.

급성신장염이나 방광염, 관절염 등의 종기 및 부종에 하루 10~20g을 컵 1잔의 물에 넣어 반 정도 될 때까지 달여서 식후 3회로 나누어서 마신다. 월경불순에도 마찬가지로 쓰면 된다. 우슬(牛膝) 40g에 물 5잔을 부어서 한 잔이 되도록 달여서 공복에 마시면 신경통에 효과가 있다.

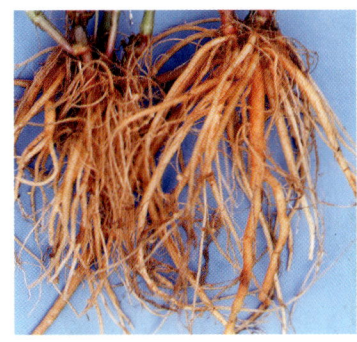

쇠무릎 뿌리

약효 이뇨, 진통, 신경통, 관절염, 타박상, 월경불순, 옹종, 요슬동통

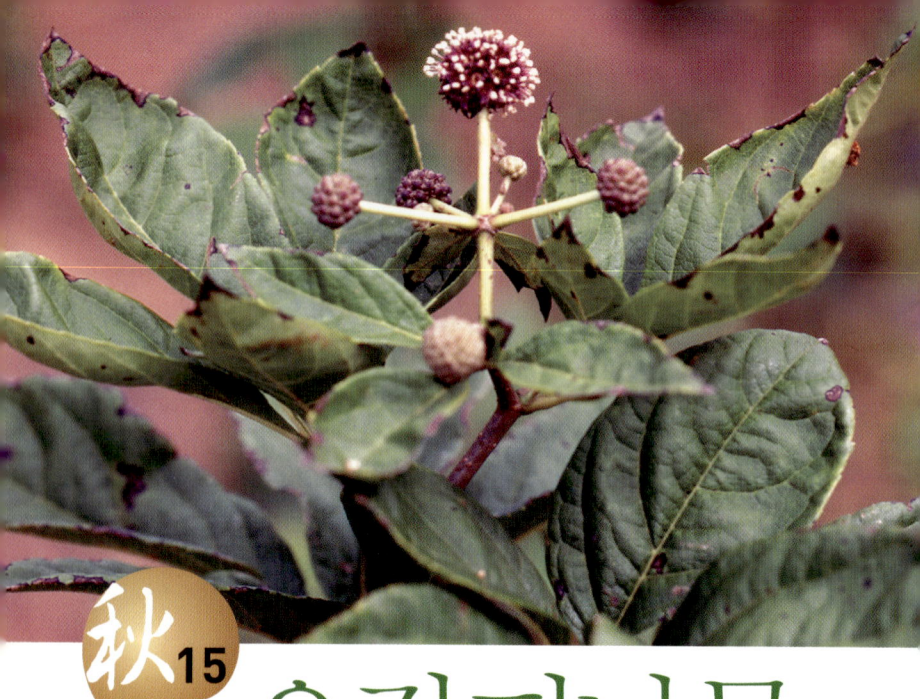

秋 15 오갈피나무
Acanthopanax sessiliflorus Seem

- 두릅나무과
- 생약명 : 오가피(五加皮), 오가엽(五加葉)
- 별명 : 오갈피, 아관목, 참오갈피나무, 문장초(文章草)

① 가을~겨울에 뿌리를 파내어, 적당히 잘라 씻는다.
② 오갈피나무의 겉껍질을 벗겨서 채취한다.
③ 적당히 잘라서 3~5일간 햇볕에 말려서 서늘한 곳에 보관한다.
④ 불면증이나 저혈압증, 동맥경화증 등에 오가피주를 만들어 마신다.

생김새와 특징

산에서 가시가 있는 나무라고 하면 두릅나무라든지 산초나무, 찔레나무 등 여러 가지가 있는데, 오갈피나무에도 예리한 가시가 많이 있어 무심코 만지면 찔린다. 키 2m 정도의 관목으로 긴 자루 끝에 5장의 작은 잎을 단다. 5~6월경 눈에 띄지 않는 꽃이 피었을 때, 확대경으로 화주(암술대)를 보면 끝이 두 개로 나누어져 있다. 중국의 본초강목(本草綱目)에 '잎이 5개가 붙어서 퍼지는 것은 좋은 것이다. 그러므로 오가로 명한다'라고 나와 있다. 뿌리껍질을 약용으로 사용하여 오가피라는 생약명이 나왔다.

가을편

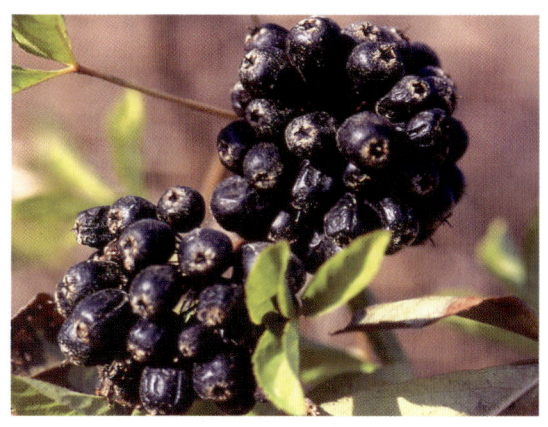

오갈피나무 열매

이용법

오갈피나무의 뿌리부분을 채취하여 물로 씻어서 흙과 잔뿌리를 제거한 후 뿌리껍질을 채취하여 햇볕에 말린 것을 오가피라 한다.

중추신경계통에 작용하는 아칸토사이드(acanthoside) 배당체와 정유 및 녹말 등이 들어 있고 그 외에 팔미틴산(palmiticacid), 리놀산(linolic acid) 등을 함유하고 있다.

자양강장, 냉증, 불면증, 피로회복 등에 하루에 오가피 30g을 달여서 쓴다. 또한 소주 1.8ℓ에 오가피 150g을 넣어서 3개월 정도 냉암소에 두었다가 오가피를 건지고 매일 밤 취침 전에 한 잔씩 마셔도 좋고, 저녁식사의 반주나 칵테일로 마셔도 좋다. 이 오가피주는 담황색으로 특유한 향기가 있어 약술로서 품위를 돋우어준다.

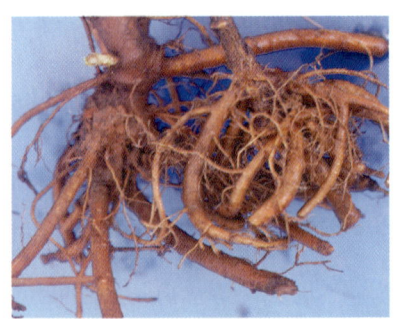

오갈피나무 뿌리

약효 불면증, 혈압조절, 동맥경화증, 신경통, 요통, 항염, 진통, 타박상, 종독, 자양강장, 피로감, 무력증

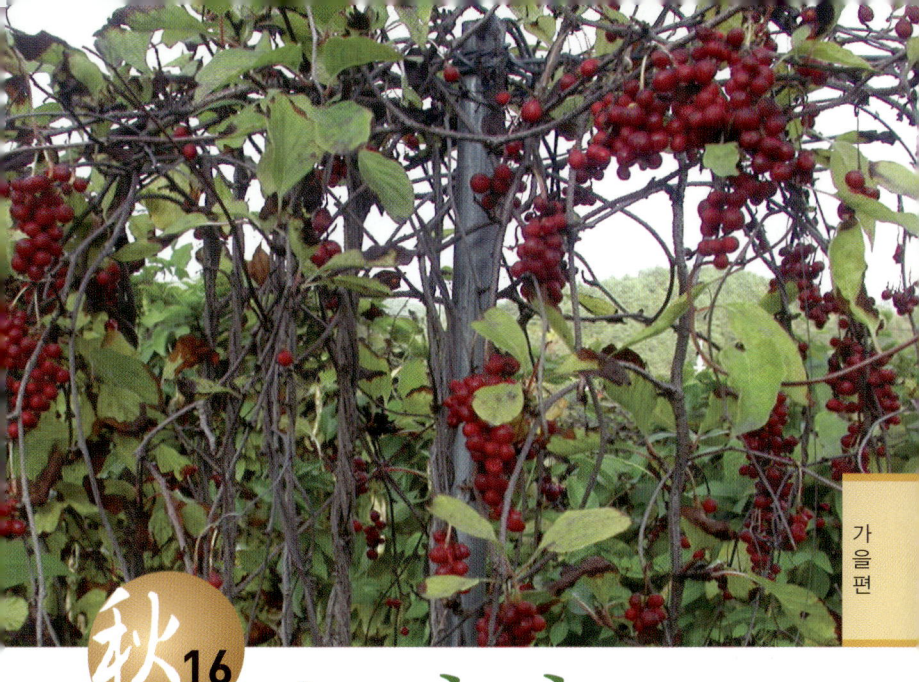

가을편

秋 16 오미자

Schisandra chinensis (Turcz.) Baill.

- 목련과   • 생약명 : 오미자(五味子)
- 별명 : 개오미자, 북오미자, 오매자

① 10~11월경에 잘 익은 열매를 채취한다.
② 열매는 거적 등에 얇게 펴서 그늘에서 잘 말린다.
③ 건조 도중 비를 맞혀서는 안 된다.
④ 물기가 있으면 썩거나 색, 품질이 저하된다.
⑤ 건조한 오미자는 종이봉투, 마대에 넣어 바람이 잘 통하는 곳에 보관한다.

생김새와 특징

전국의 표고(標高) 200~1,600m 사이의 산골짜기에서 자라는 덩굴성 낙엽활엽수로 다른 나무를 기어오르는 성질이 있다.

타원형 또는 달걀 모양의 잎은 어긋나기를 하며 길이 7~10㎝, 너비 3~5㎝이다. 뒷면 잎맥 위에는 털이 있고 가장자리에 톱니가 있다. 붉은 빛이 도는 황백색의 꽃은 6~7월에 피고 단성화이며 꽃이 핀 다음 암꽃의 꽃턱이 길이 3~5㎝로 자라며 수술은 5개, 암술은 많다.

둥근 열매는 장과(漿果)이며 홍색이고 이삭 모양으로 여러 개가 달리며 8~9월에 포도송이처럼 익는데 1~2개의 홍갈색 종자가 들어 있다. 열매에 신맛, 단맛, 쓴맛, 짠맛, 매운맛의 다섯 가지 맛이 함께 들어 있어 오미자라고 하며 약용으로 사용한다.

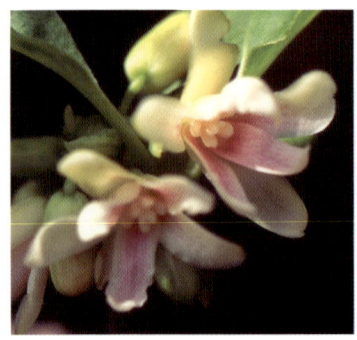

오미자 꽃

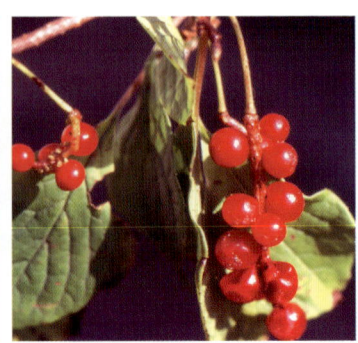

오미자 열매

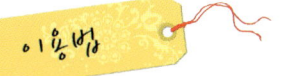

잘 익은 열매를 채취하여 햇볕에 말려 사용하거나 생것으로 사용한다. 갈락탄(Galactan), 아라반(araban), 고미신(gomisin), 시트럴(citral), 능금산(Matic acid) 등의 성분이 들어 있다. 자양강장(滋養强壯), 진해(鎭咳), 거담(祛痰), 지한(止汗) 등의 효력이 있어 폐질환으로 인한 기침, 유정, 식은땀, 급성간염 등에 효과가 있다.

열매 10g에 물 700㎖를 넣고 물이 반이 되도록 중불에 달여서 아침저녁으로 나누어 식전이나 식간(식후 공복 시)에 2~3주 정도 복용하거나 가루로 빻아 복용하면 좋다. 약재를 10배의 소주에 담가 묵힌 오미자주도 동일한 효과를 얻을 수 있다.

건조시켜 두었던 오미자에 물을 붓고 약한 불에 은근히 달여 꿀이나 설탕을 타서 마시거나 끓는 물에 오미자를 넣어 하룻밤 두었다가 오미자 물이 우러났을 때 차처럼 마시면 기침에 효과가 있다.

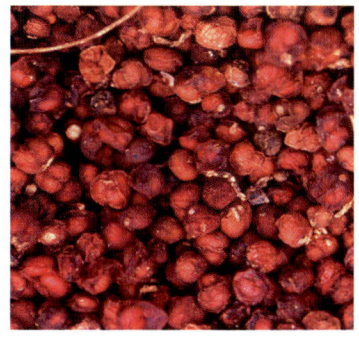

오미자 열매 말린 것

가을편

기침, 해수, 유정, 구갈, 도한, 급성간염

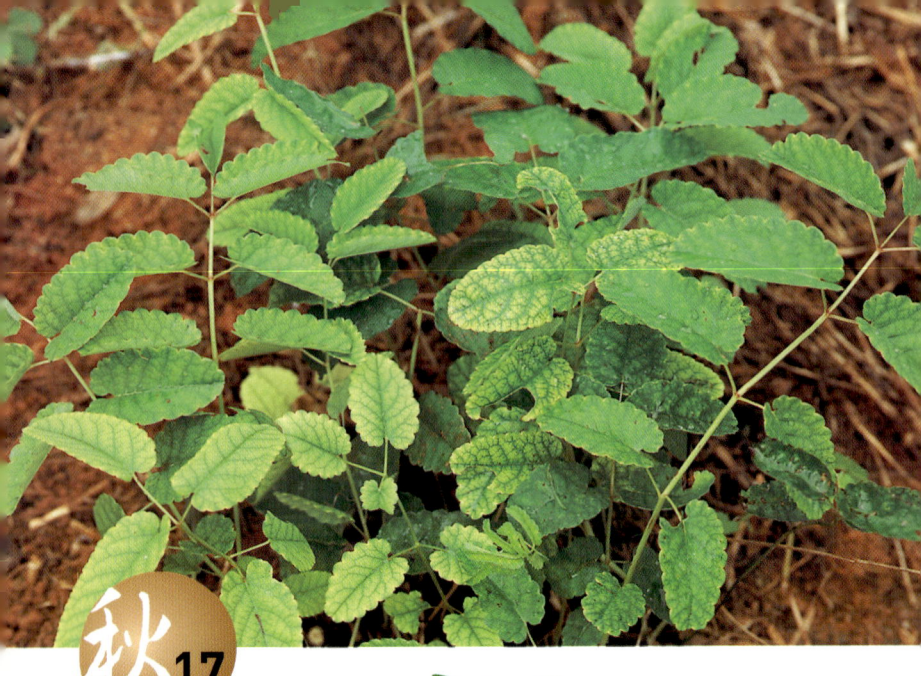

오이풀
Sanguisorba officinalis L.

- 장미과 • 생약명 : 지유(地榆)
- 별명 : 수박풀, 지유초

① 10~11월 잎줄기가 마를 때 뿌리를 파내어 씻는다.
② 뿌리를 잘라서 3~4일간 햇볕에 말린다.
③ 그늘지고 서늘한 곳에 보관한다.
④ 잇몸이 붓거나 편도선염이 있을 때 달인 액으로 양치질하면 좋다.
⑤ 거친 피부, 풀독 등에는 달인 액을 식혀서 환부에 냉습포한다.

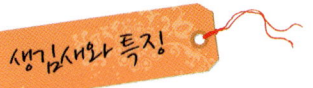

생김새와 특징

잎을 뜯어서 코에 대어보면 오이 또는 호박 냄새가 물씬 나는 풀이 있다. 진짜 오이보다 오이 냄새가 더 진하게 나는 이 풀이 바로 오이풀이다. 햇볕이 잘 드는 야산이나 구릉의 초지에 자라는 여러해살이풀로서, 키는 1m 정도가 되고, 8월에서 10월에 걸쳐서 꽃잎이 없는 암홍자색을 띤 꽃을 피우는데 색다른 운치를 느낄 수 있다. 꽃이삭은 타원형 또는 거꾸로 선 달걀 모양의 타원형이며 위에서부터 꽃이 피기 시작한다. 열매는 수과로 10월에 익고 사각형이며 꽃받침으로 싸여 있다.

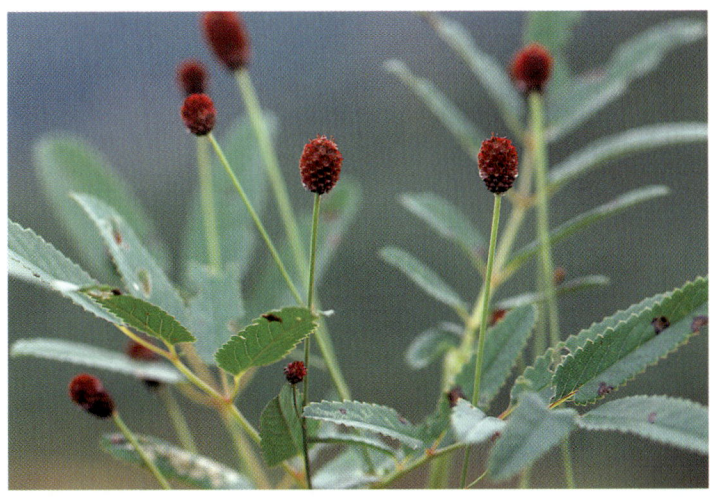

오이풀 꽃이삭

이용법

뿌리에 타닌이 함유되어 있기 때문에 이질풀 등과 마찬가지로 사용된다. 편도선염이나 구내염, 인후염, 치통 등에는 말린 오이풀 뿌리 5~10g을 컵 1잔의 물에 넣어 반 정도 될 때까지 달여서 차게 해서 수시로 목 양치질을 하면 효과가 있다. 또, 이 액을 땀띠, 습진, 화상, 피부병, 면도날에 긁힌 데, 여드름 등에 바르고 파우더를 뿌려두면 좋다. 같은 효과로 헝겊주머니에 적당히 자른 뿌리를 채워 넣고 욕조에 넣어 목욕한다. 설사나 식중독 등에는 하루에 말린 오이풀 뿌리 5~10g을 컵 1잔의 물에 넣고 반 정도 될 때까지 달여서 식후 3회로 나누어서 따뜻하게 하여 마시면 효과가 있다.

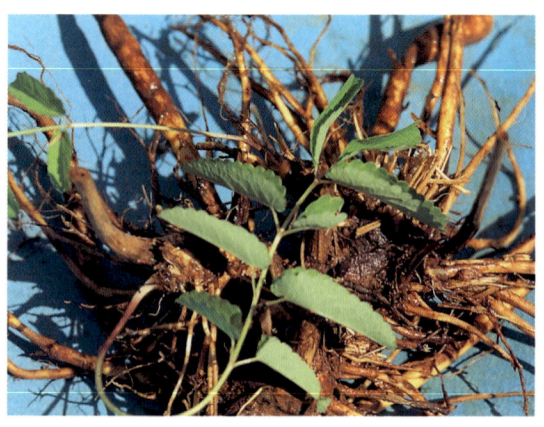

오이풀 뿌리

약효: 소염, 수렴, 항균, 지혈, 청열, 해독, 옹종, 습진, 화상

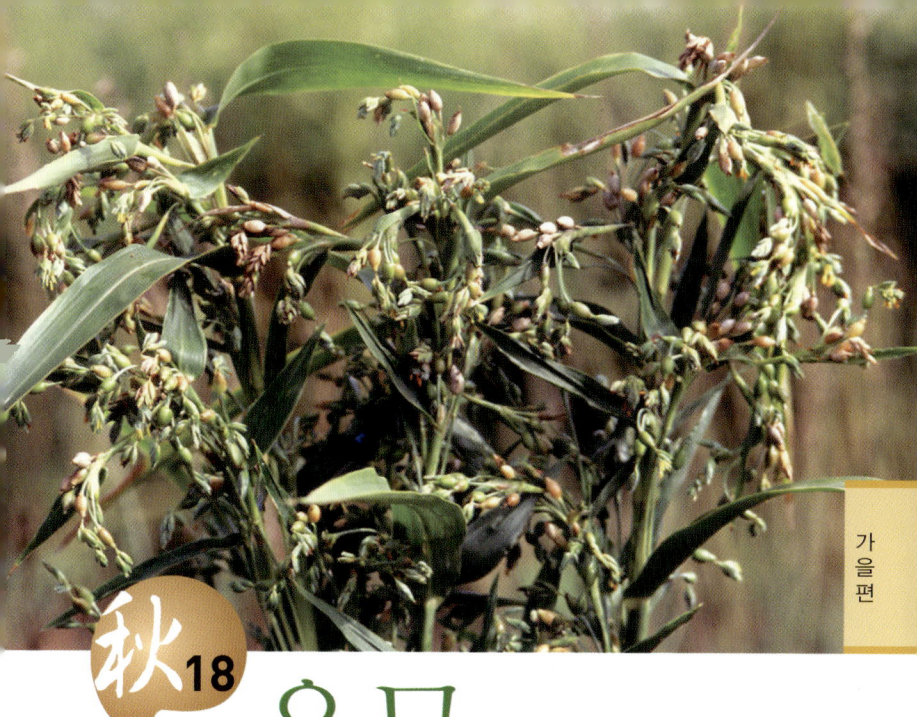

秋 18

율무

Coix lacrymajobi var. *mayuen* (Rom.Caill.) Stapf

- 벼과 • 생약명 : 의이인(薏苡仁)
- 별명 : 율미, 인미, 구실, 수승

① 10월경 줄기를 잘라서 열매를 수확한다.
② 탈곡하여 5일 정도 햇볕에 말린다.
③ 그늘지고 서늘한 곳에 보관한다.
④ 열매가 누릇누릇할 정도로 볶아서 보리차처럼 은근한 불로 달인다.
⑤ 율무차는 자양강장 외에 피부미용에 좋고 사마귀를 없애는 효과가 있다.

생김새와 특징

동남아시아 원산의 1년초로서, 키가 1~1.5m가 되고, 줄기에 참억새와 닮은 긴 잎이 난다. 7~8월에 수꽃과 암꽃이 가지 끝에 핀다. 꽃이 시든 뒤에 생기는 열매는 다갈색으로 약간 가늘고 길며, 손가락으로 강하게 누르면 터진다. 길가 등에 야생하고 있는 염주와 아주 비슷하지만 염주의 이삭은 밑으로 늘어지지 않고 열매가 둥글며 과피가 법랑질로 둘러싸여 있기 때문에 구별이 가능하다. 율무의 성숙한 종자의 종피(種皮)를 제거한 종인(種仁)을 '의이인(薏苡仁)'이라고 하며 성숙 열매를 건조한 것을 '천각(川殼)'이라고 한다. 율무는 동남아시아가 재배의 발생지이고, 중국에는 후한(後漢) 때 지금의 베트남 지방으로부터 전해졌으며, 한국에는 중국으로부터 들어와 구황작물로 재배해 오다가 약용식물로 인기를 얻고 있다.

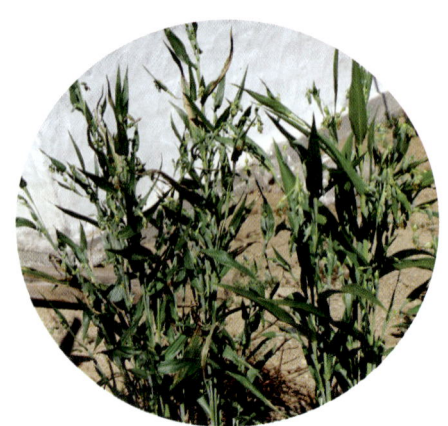

율무 잎과 줄기

이용법

예부터 차 대신에 자주 달여서 마셨다. 건조한 율무 열매를 냄비나 프라이팬에서 가볍게 볶아 주전자에 적당량의 물을 넣고 30분 정도 끓인다. 이것이 율무차인데 마시면 향기가 좋고 맛이 있다. 또한 사마귀 제거에도 효과가 있고 자양강장, 항암효과도 가지고 있다. 달여서 사용하는 것 외에도, 껍질을 제거하여 분말로 하고, 물에 개어서 사마귀에 붙여도 된다. 이 외에도 아름다운 피부를 가꾸는 데 율무차가 좋다. 한방에서는 이뇨, 소염, 진통, 배농(염증 제거)의 치료에 쓰인다.

가을편

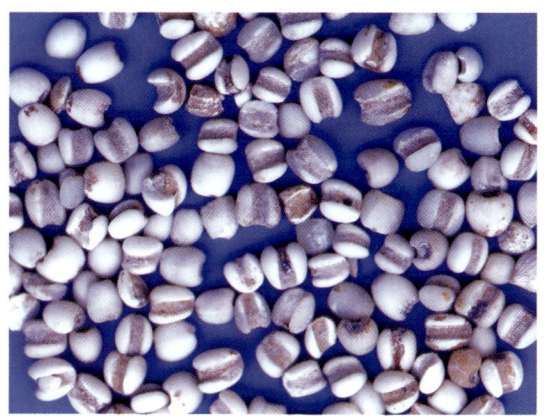

의이인(薏苡仁)

약효: 피부미용, 사마귀 제거, 항암

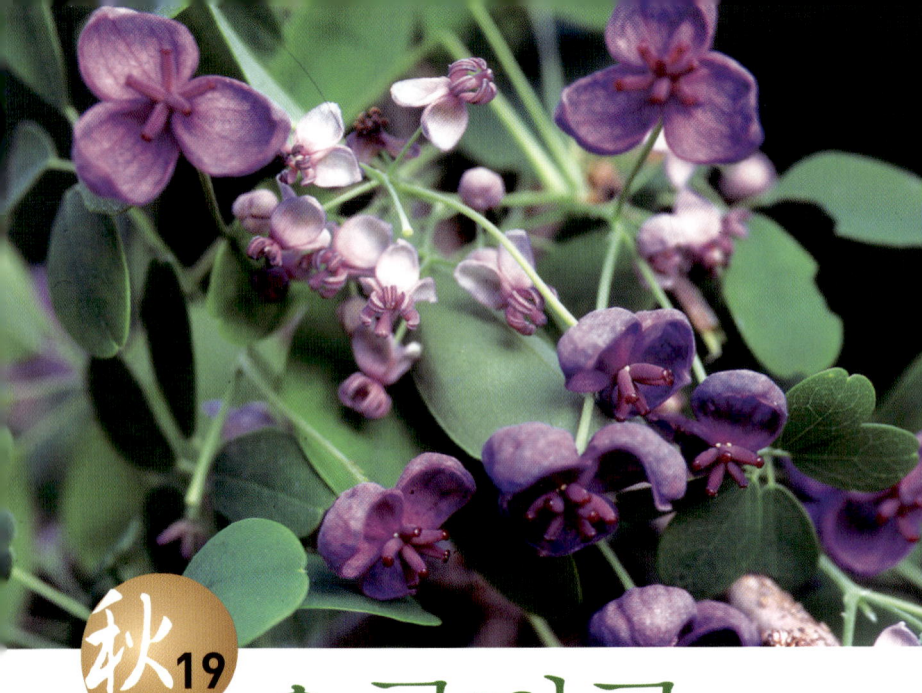

으름덩굴

Akebia quinata (Thunb.) Decne.

- 으름덩굴과 • 생약명 : 목통(木通)
- 별명 : 통초, 으름, 어름, 팔월찰(八月札)

① 11월경에 굵은 덩굴을 채집하여 씻는다.
② 2~3일간 햇볕에 말린다.
③ 적당히 잘라서 종이봉투에 보관한다.
④ 급성신장염, 방광염 등으로 부종이 있을 때에는 달여서 마신다.

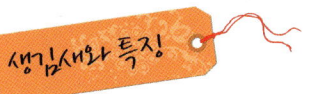

각지의 산이나 구릉 등의 나무에 휘감는 덩굴성의 목본이다. 덩굴은 길이 5m 정도까지 자라고 가지는 털이 없으며 갈색이다. 새로운 가지에서 나온 잎은 서로 어긋나고 묵은 가지에서는 잎이 총생하며 장상복엽이고, 작은 잎은 5개로 길이 3~6cm 정도의 타원형이며 가장자리가 밋밋하다. 총상꽃차례에 달리는 자웅동주(암수한그루)의 꽃은 자갈색이다.

가을편

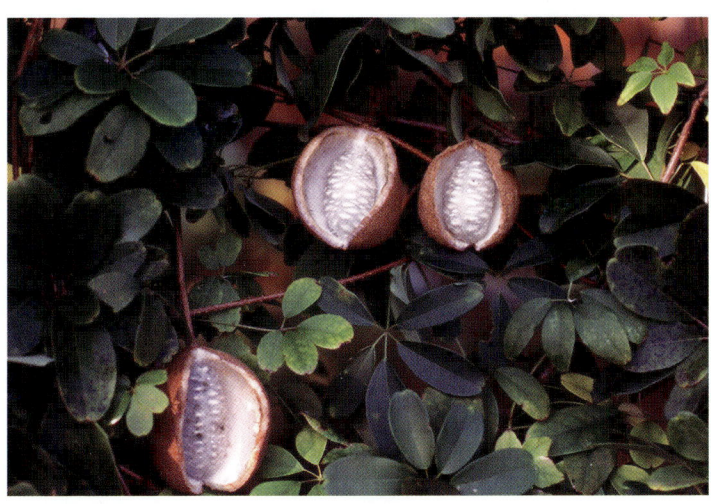

으름덩굴 열매

이용법

으름덩굴에는 사포닌(saponin), 칼륨염(kalium鹽) 등이 들어 있어 급성 신장염이나 방광염, 부종, 임신부종 등으로 부기가 있는 경우에 좋다. 목질화한 덩굴 10~20g을 컵 1잔의 물에 넣고 반 정도 될 때까지 달여서, 매 식후 3회로 나누어서 따뜻하게 하여 마신다. 신장결석이나 요로결석의 치료에도 효과가 있다. 목통은 이뇨작용뿐만 아니라 항균작용도 있어서 염증치료에도 효과적이다. 봄에 뻗어 나오는 어린 덩굴은 나물로, 열매는 생식하거나 기름에 튀겨서 먹기도 한다.

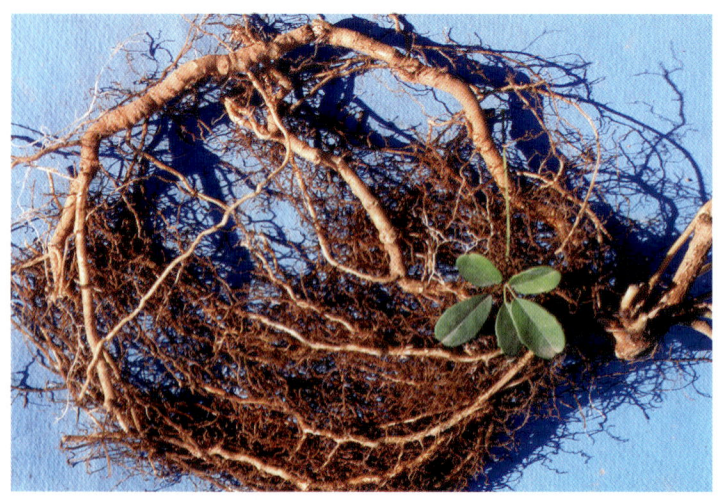

으름덩굴 뿌리

약효: 이뇨, 항균, 요통, 월경통, 요로결석, 신장결석

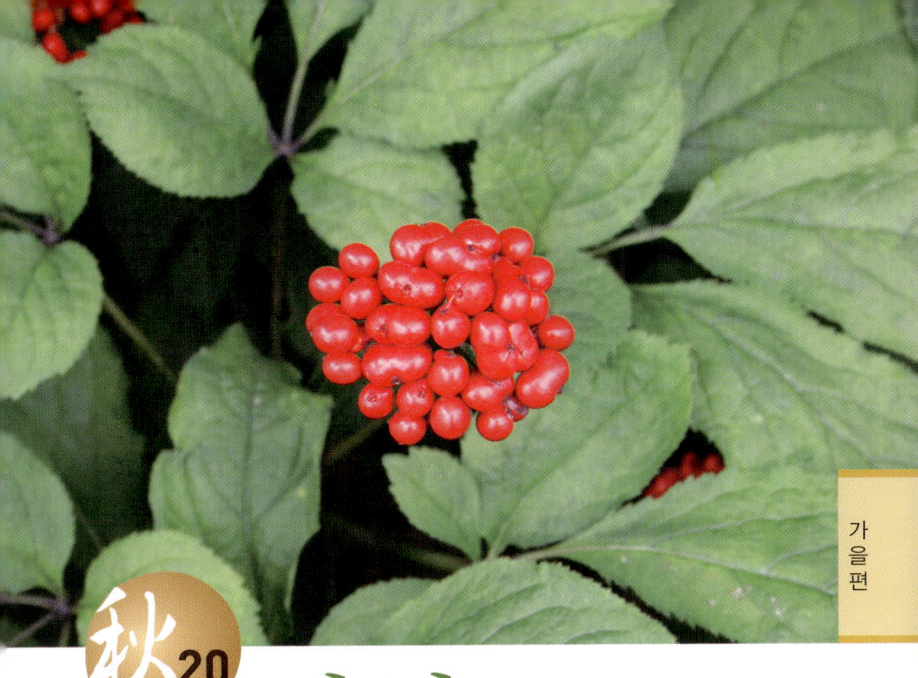

가을편

秋 20 인삼
Panax ginseng C.A.Meyer.

- 두릅나무과 • 생약명 : 인삼(人蔘)
- 별명 : 고려인삼, 방초(芳草), 황삼(黃蔘), 신초(神草), 혈삼(血蔘)

① 파종 후 4~6년째의 9~10월경에 인삼뿌리를 파내어 씻는다.
② 건조기를 이용해서 건조하거나 잘라서 2~3일간 햇볕에 말린다.
③ 수삼은 냉장보관하고 건조한 것은 서늘하고 그늘진 곳에 보관한다.
④ 혈압조절이나 냉증 등에는 인삼주를 만들어 마신다.
⑤ 질병 후 회복기 등에 달여서 마신다.

생김새와 특징

인삼 꽃과 잎

전국적으로 재배하며 깊은 산에서 야생으로 자라기도 한다. 다년생 초본으로 종자로 번식하며, 4~5월에 꽃이 핀다. 높이 40~60㎝ 정도로 자라고 뿌리줄기는 짧으며 곧거나 비스듬히 선다. 뿌리줄기에서 윤생하는 3~4개의 잎은 엽병이 길고, 장상복엽에 5개의 작은 잎은 난형으로 가장자리에 톱니가 있다. 산형꽃차례에 달리는 꽃은 백색이다. 깊은 산에서 자생하는 것은 '산삼' 이라고 한다.

조선 1417년(태종 17)『향약구급방』에 기록되어 있는 170여 종의 향약에 인삼이 포함되어 있는데, 여기서 인삼이 '人蔘'으로 적혀 있다. 한국 고유 인삼의 고명(古名)은 '심' 으로 『동의보감』에 인삼의 향명(鄕名)이 '심' 이라 기록되어 있다. 현재는 겨우 산삼채취인의 별칭인 '심마니' 에서 그 이름이 명맥을 유지하고 있을 뿐이다. 한편, 함경남도 지방의 산삼채취인들은 인삼을 '방추' 또는 '방초' 라 하는데, 어원은 방초(芳草) 일 것으로 추측된다.

인삼밭

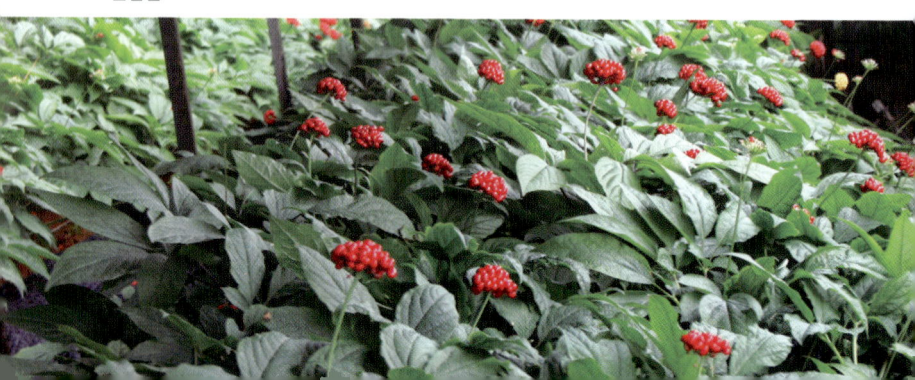

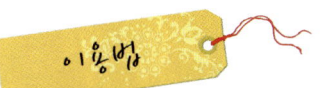

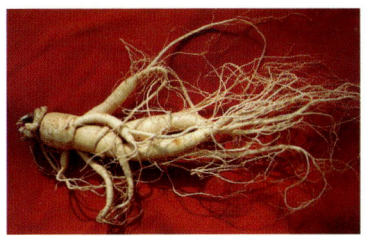

6년근 인삼

냉증, 빈혈증, 자율신경조증 등에는 인삼주를 담가서 매일 밤 자기 전에 1~2잔 마시면 아주 효과가 좋다. 5~6년생 뿌리를 수확해서 세척하여 흙과 외피를 제거하고 햇볕에 말린 것을 백삼, 씻은 후에 인삼이 벌어지는 것을 막기 위하여 헝겊으로 싸서 찐 후 햇볕에 말린 것은 적색을 띠므로 홍삼이라 부른다. 어느 것이나 사포닌 배당체인 진세노사이드(ginsenoside)를 함유하고 있다. 자양강장, 스트레스에 의한 위장허약, 식욕부진, 병후 회복 등에 인삼(백삼, 홍삼)을 1일 15~20g 달여서 복용한다.

인삼주 담그는 방법

백삼이나 홍삼 20g, 수삼(생근)일 경우 80g을 소주 1ℓ에 담가 자기 전에 한 잔씩 마시면 좋다. 잘게 자른 인삼을 소주에 담가 1~2개월 서늘하게 보관해도 좋은데 인삼 특유의 냄새가 나서 마시기 힘들면 레몬즙을 약간 첨가하거나 얼음을 넣으면 마시기 쉽다.
수삼은 식용으로 가능하며 두꺼운 것은 잘라서 꿀 등을 찍어 먹는다. 튀김을 해서 먹어도 자양강장에 좋다.

 건위, 보혈, 보온, 자양강장,강정, 진정, 권태, 당뇨, 혈압조절작용

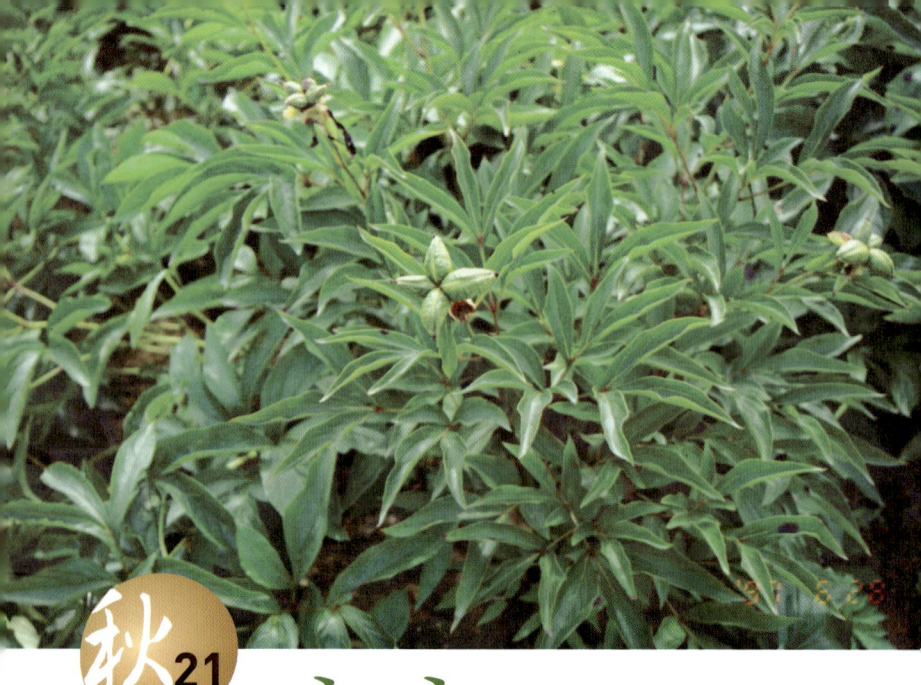

작약

Paeonia lactiflora Pall.

- 미나리아재비과
- 별명 : 함박꽃
- 생약명 : 작약(芍藥)

① 가을에 뿌리를 뽑아내어 위쪽의 싹이 붙은 부분은 2㎝ 정도 잘라서 다시 심고 나머지 부분은 잘 씻는다.
② 적당히 잘라서 햇볕에 잘 말린다.
③ 종이봉투에 담아 그늘지고 서늘한 곳에 보관한다.
④ 작약은 하나만 쓰지 않고 감초와 같이 넣어서 쓴다.
⑤ 숙지황, 당귀, 천궁과 함께 사물탕(四物湯)으로 부인병을 보한다.

생김새와 특징

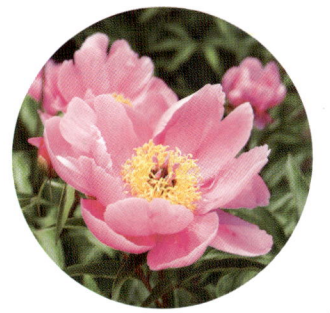

작약 꽃

다년생 초본으로 길고 살찐 뿌리를 갖고 있으며 줄기는 곧게 서고 60㎝ 안팎의 높이로 자란다. 잎은 서로 어긋나기를 하는데 두 번에 걸쳐 3배의 잎 조각이 한 자리에 합쳐 나거나 한 번 합치기도 한다. 꽃의 생김새가 모란과 비슷하나 꽃잎이 10~13장으로 많고 꽃이 피는 시기도 모란보다 조금 늦어 모란과 쉽게 구별할 수 있다.

작약은 다년생으로서 아파트 베란다에서 키우면 매년 신경을 쓰지 않아도 해마다 봄이 되면 풍성한 꽃을 볼 수 있어서 좋다. 특히 가족 중 치통이나 복통 등의 환자가 갑자기 생기면 바로 채취하여 약용으로 사용할 수가 있어 가정에서 분이나 화단에서 재배하면 좋다.

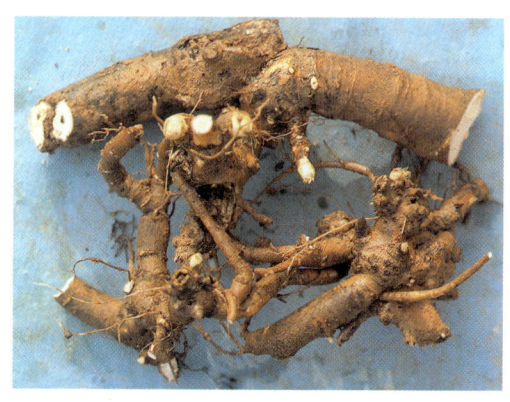

작약 뿌리

이용법

페오니플로린(paeoniflorin), 알칼로이드의 페오닌(paeonin) 등의 성분이 들어 있는 뿌리를 약재로 사용한다. 가을에 채취하여 외피를 제거한 후 끓는 물에 가볍게 데친 다음 햇볕에 말려서 사용한다. 뿌리에 안식향산과 아스파라긴 등을 함유하고 있다. 말린 작약 뿌리를 감초와 함께 1회 2~5g씩, 300㎖의 물을 넣고 약한 불에서 물의 양이 반이 되도록 달인다. 아침저녁으로 식후에 약 2주일 정도 복용하거나 가루를 빻아서 복용하면 위경련, 신경통에도 좋다. 당귀와 함께 달여도 효과가 좋다.

현기증, 월경불순 등 부인병에 쓰는 사물탕(四物湯)에 작약은 천궁, 당귀, 지황과 함께 기본 처방으로 들어간다.

작약은 봄에 어린잎을 나물로 만들어 먹기도 한다. 쓰고 신맛이 있으므로 데쳐서 우려내야만 먹을 수 있다. 드물게 나는 풀이므로 이것만 가지고는 나물을 하기는 어려워 다른 식물과 함께 섞어서 먹는다.

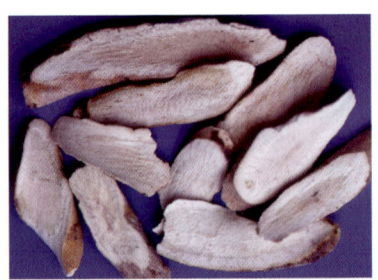

작약 뿌리 말린 것

약효: 복통, 위통, 치통, 두통, 설사복통, 월경불순, 대하증, 월경이 멈추지 않는 증세, 식은땀 흘리는 증세, 신체 허약증

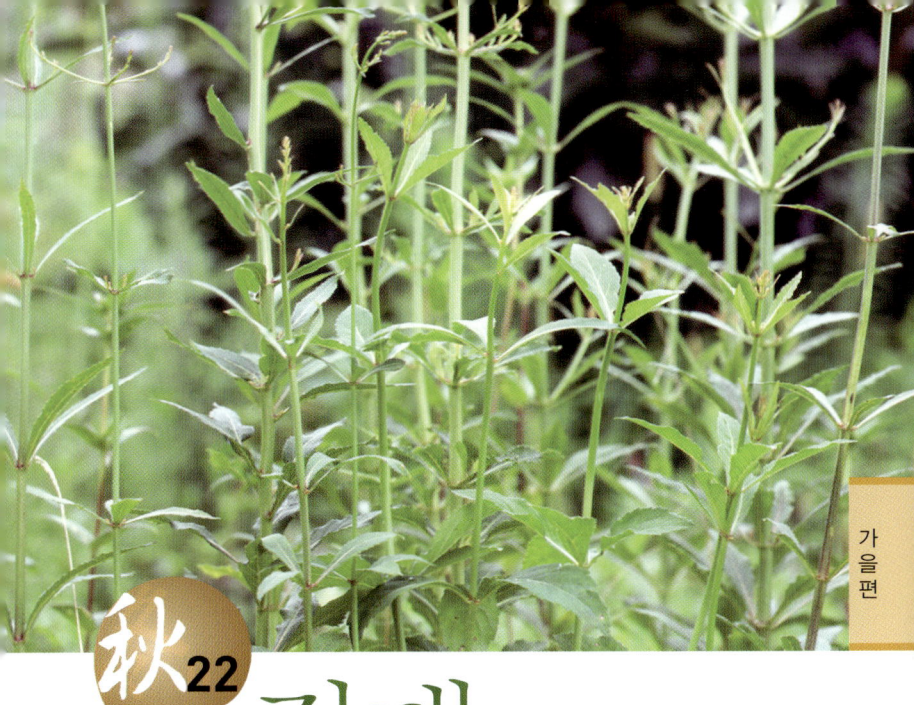

秋22

잔대

Adenophora triphylla var. *japonica* (Regel) H.Hara

가을편

- 초롱꽃과
- 생약명 : 사삼(沙蔘)
- 별명 : 딱주, 남사삼(南沙蔘)

① 11월경 잎줄기가 시들 때, 뿌리를 채취한다.
② 적당히 잘라서 3~4일간 햇볕에 말린다.
③ 종이봉투에 넣어 그늘지고 서늘한 곳에 보관한다.
④ 가래가 멈추지 않을 때 생강, 벌꿀을 첨가하여 잔대를 달여서 마신다.
⑤ 봄에는 어린순을 나물로, 뿌리는 구이·생채 등으로 먹는다.

생김새와 특징

"한치 뒷산의 곤드레, 딱주기 임의 맛만 같다면 올 같은 흉년에도 봄살 아나지."

정선아리랑의 한 귀절로 흉년을 산나물로 연명하여 넘기려는 한스러움이 배어있는 노래이다. 여기에 등장하는 딱주기가 바로 잔대인데 잔대는 예로부터 한약재, 산나물로 많이 이용되어 왔다.

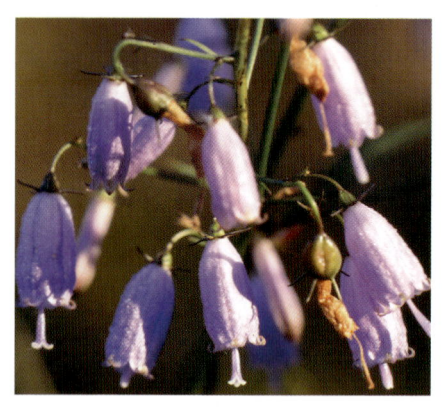

잔대 꽃

잔대는 초롱꽃과에 속하며 전국의 어디에서나 자생하며 주로 양지바른 산기슭에서 자라고 있다. 키는 40~120cm 정도 되며 식물체 전체에 잔털이 있다. 꽃은 7~9월에 원줄기 끝에 피는데 엉성한 원추꽃차례를 형성하며 꽃받침은 5개이고 꽃 모양은 종같이 생겼으며 연한 보라색을 띠고 있다. 꽃의 직경은 5~6mm이며 길이는 1.3~1.5cm 정도로 작다. 열매는 삭과로 끝에 꽃받침이 달린 채 익으며 종자는 직경이 0.3mm 정도 되는 둥근 미세립이다.

중국 고서에 '모래땅에서 잘 자라는 삼이다' 라고 되어 있어 '사삼' 이라는 생약명이 유래되었다. 더덕과는 완전히 구별이 되는 식물이나 혼용되는 수가 있다.

잔대의 뿌리에는 사포닌(saponin)과 이눌린(inulin) 등의 성분이 함유되어 있다.

가래가 멈추지 않는 경우에는 잔대 뿌리를 하루 10~15g씩, 컵 1잔의 물에 넣고 반 정도 될 때까지 달여 식후 3회로 나누어서 마신다.

묵은 생강 한 줌과 벌꿀을 작은 스푼 한 술 정도 가하면 마시기 쉬워진다.

어린 잎줄기는 살짝 데친 후 물에 담가 쓴맛을 우려내어 나물이나 무침 등으로 해서 먹는다.

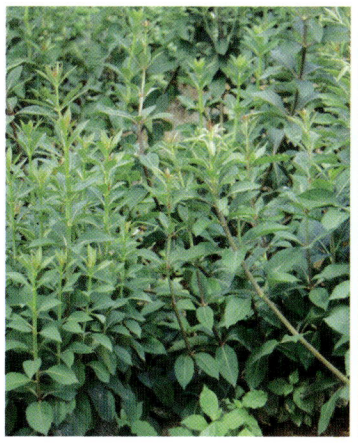
잔대 잎과 줄기

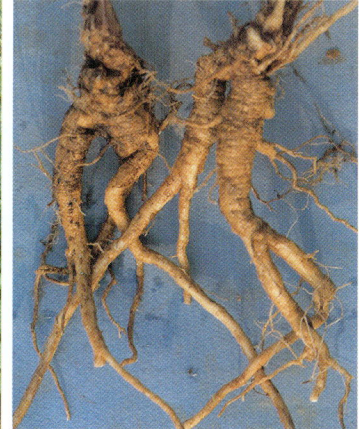
잔대 뿌리

거담, 강심, 진해, 혈압강하

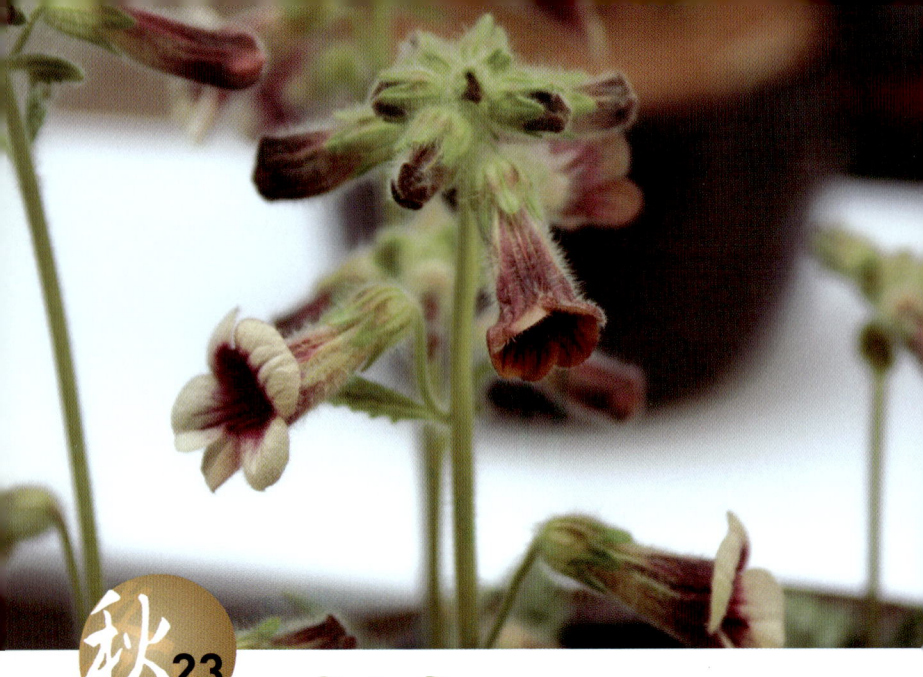

지황

Rehmannia glutinosa (Gaertn.) Libosch. ex Steud.

- 현삼과 • 생약명 : 지황(地黃)
- 별명 : 지수

① 10월 말~11월에 뿌리를 뽑아 내어 씻는다.
② 뿌리를 그대로 모래에 묻어서 비를 맞지 않도록 저장한 것을 생지황(生地黃)이라 하고, 햇빛에 말린 것은 건지황(乾地黃), 쪄서 말린 것을 숙지황(熟地黃)이라 한다.
③ 생지황 즙을 벤 곳에 바르면 효과적이다.
④ 지황술을 만들어 한 잔씩 마시면 자양강장에 좋다.

생김새와 특징

지황은 중국 원산의 다년생 초본으로 높이 20~30cm이며 전체에 털이 있고 뿌리는 굵고 옆으로 뻗는다.

꽃은 6~7월에 홍자색으로 피며 꽃줄기 끝에 총상으로 달린다. 꽃줄기의 높이는 15~18cm이고 줄기 윗부분은 포엽이 어긋난다. 꽃받침은 5개로 나눠져 있고 꽃부리는 통형이며 끝이 퍼져 5개로 갈라진다. 열매는 삭과로 10월에 익는다.

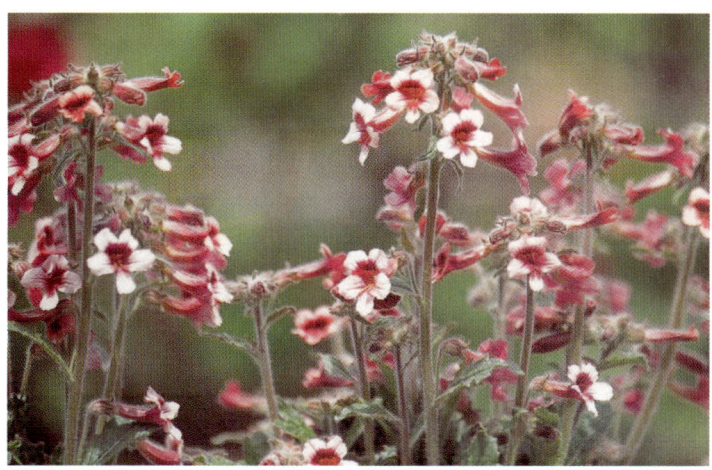

지황 꽃

지황은 가을에 뿌리를 채취하여 햇볕에 잘 말려서 사용한다. 카로틴(carotene), 카탈폴(catalpol), 스타치오제(stachyose), 만니톨(mannitol) 등이 함유되어 있다.

뿌리줄기는 보혈, 잇몸 출혈, 강장제, 지혈, 청혈제, 이뇨, 혈당강하에 효능이 있어 모든 당뇨병, 전립선 비대증, 백내장 등의 치료에 쓴다. 뿌리 15g에 물 700㎖를 넣고 중불에서 반으로 달인 액을 나누어 조석으로 식간(식후 2시간 정도 지난 공복)에 병세가 호전될 때까지 복용하고, 외용에는 짓찧어서 환부에 붙인다.

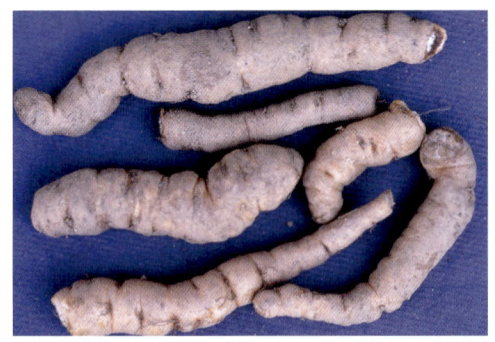

지황 뿌리

 보혈, 자양강장제, 당뇨병, 백내장

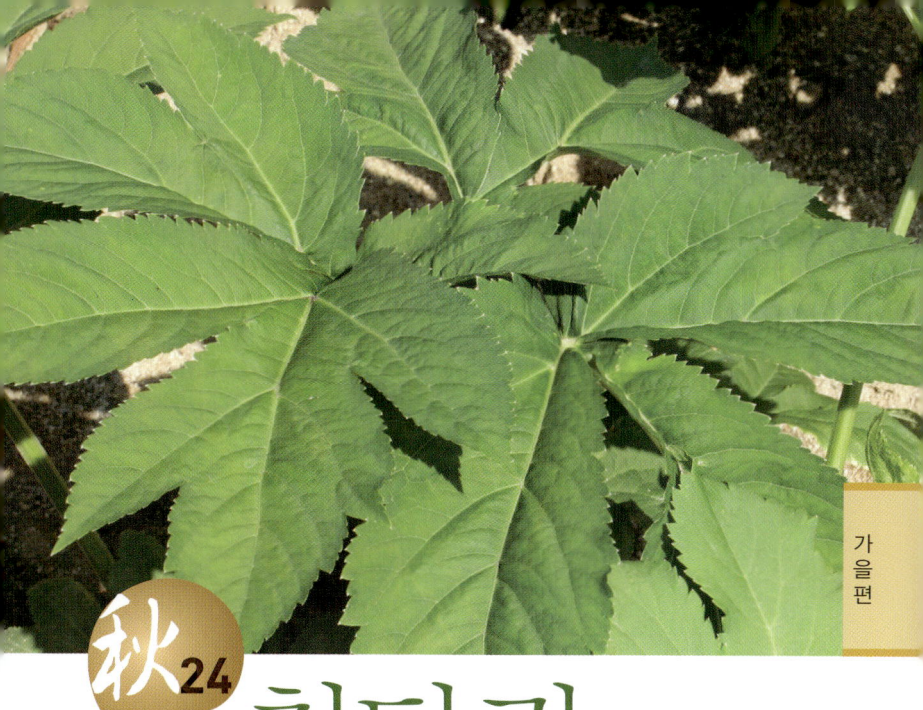

참당귀

Angelica gigas Nakai

- 산형과
- 생약명 : 당귀(當歸)
- 별명 : 토당귀

① 뿌리는 약재로 쓰며 꽃이 필 때 잎을 잘라내어 2~3일간 그늘에서 말린다.
② 종이봉투에 넣어 그늘지고 서늘한 곳에 보관한다.
③ 뿌리를 달여 마시면 혈액 흐름을 촉진한다.
④ 목욕물을 데울 때 헝겊주머니에 당귀를 넣어 목욕제로 사용하면 좋다.
⑤ 강한 향기를 지닌 뿌리를 달여 마시면 빈혈, 편두통 치료에 효과적이다.

생김새와 특징

참당귀는 우리나라와 중국의 동북부지역에 자생분포하고, 재배는 우리나라 고랭지인 경북 봉화, 울진, 강원 평창, 삼척, 태백, 정선, 인제, 충북의 제천, 단양 등지에서 이루어지고 있다.

우리나라에 자생하며 자주색 꽃이 피는 참당귀(Angelica gigas Nakai), 흰색 꽃이 피는 일당귀 (A. acutiloba Kitagawa), 중국약전에 기원하는 중당귀(A. sinensis Diels.)는 미나리과의 Angelica속 식물이지만 종이 다르고 외부 형태도 다르며 뿌리에 함유된 성분도 다르다.

약냄새라고 하는 말이 이것만큼 꼭 맞는 약초는 없다. 사람에 따라서는 셀러리 같다고 하기도 한다. '사랑하는 이여 돌아와 주오'라는 병든 아내를 생각하는 전설이 깃든 중요한 약초의 하나이다.

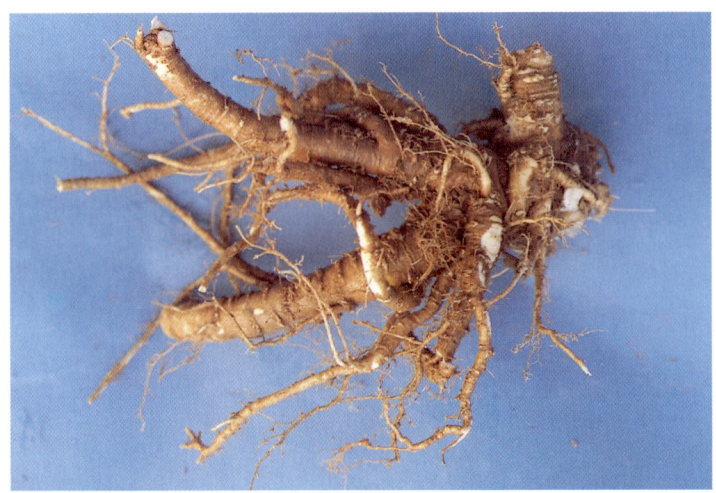

참당귀 뿌리

이용법

당귀는 보혈제의 대표적인 생약으로 뿌리 성분은 정유 및 피라노쿠마린(pyranocoumarin)계인 데쿠르시놀(decurcinol), 데쿠르신(decursin), 나다케네틴(nadakenetin) 및 기타 수용성 불휘발성 결정물질 등을 함유하고 있다.

당귀는 우리나라 생약제 생산량 중 1, 2위에 오르는 중요 약재로 십전대보탕의 원료로 사용된다. 뿌리는 주로 사물탕(당귀, 작약, 숙지황, 천궁)에 배합되어서 부인병이나 냉증, 진통, 생리통 등에 이용되고, 당귀를 주재료로 한 한방약도 처방되고 있다. 꽃 필 때 잎은 잘라내어, 응달에 말려서 종이봉투 등에 보관해 두고, 겨울에 몸이 차게 되었을 경우에 목욕제로 쓴다. 헝겊주머니에 잎줄기를 채우고, 욕조에 띄워서 목욕한다.

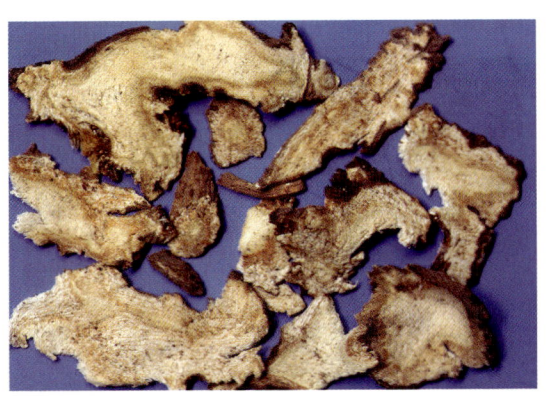

당귀(當歸)

약효: 보온, 보혈, 진통, 월경불순, 복통, 타박상

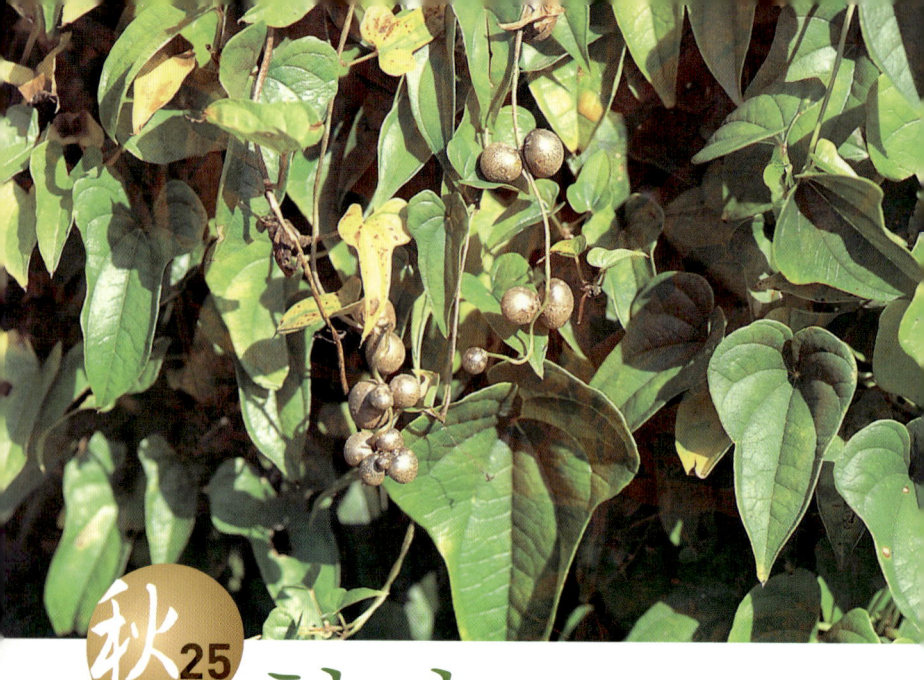

참마

Dioscorea japonica Thunb.

- 마과   • 생약명 : 산약(山藥)
- 별명 : 산우(山芋), 서여

① 가을에 뿌리줄기를 파내어 씻는다.
② 참마를 갈아서 멀건 장국으로 묽게 요리한다.
③ 은박지에 싸서 찜구이를 해 먹으면 야뇨증이 있는 허약한 어린이에게 좋다.
④ 마 껍질을 벗겨 믹서기, 강판에 갈아 즙으로 먹는다.
⑤ 곱게 갈수록 참마 속에 들어 있는 효소작용이 더욱 좋아진다.

생김새와 특징

참마는 덩굴성 여러해살이풀이다. 산속의 참마는 덩굴줄기 끝부분에 새로운 마가 형성되어 지난해의 묵은 마에서 양분을 받아 아주 빠르게 자란다. 암수딴그루로, 잎은 긴 달걀 모양이거나 달걀 모양의 바소꼴이고 끝이 뾰족하며, 아래쪽은 화살촉 모양이고 잎자루가 있다. 7~8월경 잎겨드랑이에 1~3개의 수상꽃차례가 달린다. 수꽃송이는 곧게 서고, 암꽃송이는 아래로 늘어져서 작고 하얀 꽃을 드문드문 피운다. 꽃이 지면 폭이 넓은 타원형에 날개가 3개 있는 삭과를 맺는다.

산속에서 참마를 발견하고 파보았더니, 굵은 손가락 크기라서 실망한 적이 종종 있을 것이다. 이것은 줄기에 달린 영양체인 1~2g의 영여자(열매)가 떨어져서 자랐기 때문이다.

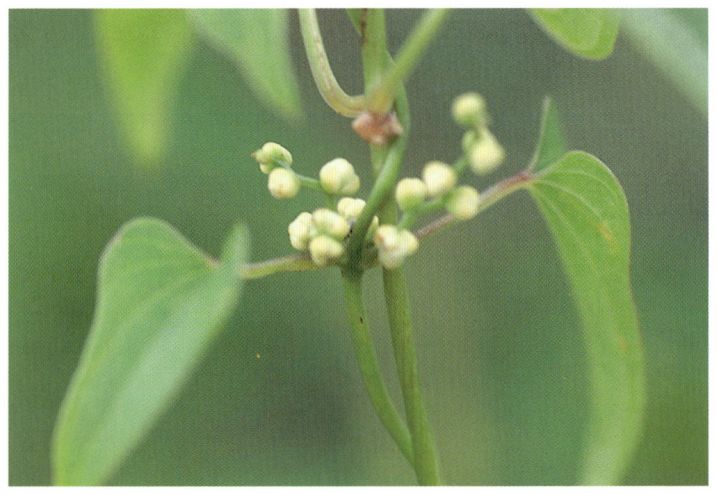

참마 꽃

이용법

11월 초, 줄기를 따라 길게 뻗은 괴경인 마를 파내려 가서 캐낸 후 겉껍질을 벗겨 4~5㎝ 길이로 잘라 햇볕에 말린 것을 산약(山藥)이라 부른다. 참마는 전분 외에도 점액질의 뮤신(mucin), 알란토인(allantoin), 용혈작용이 매우 적은 사포닌(saponin), 아르기닌(arginine) 등을 함유하고 있다.

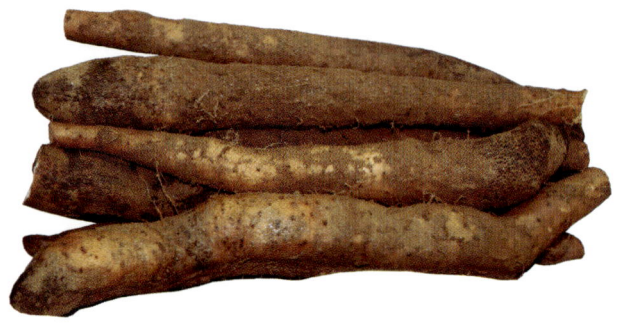

참마 뿌리

한방에서는 자양강장의 목적으로 처방조제하고 있으나, 일반적으로 생마를 식용하는 것이 좋다. 민간에서는 생마를 10㎝ 정도 길이로 잘라 석쇠에 굽거나, 알루미늄 호일에 싸서 알맞게 구워서 소금에 찍어 꾸준히 먹으면, 과로로 인한 식은땀이나 야뇨증에 효과가 있다. 또한 소주에 넣어 약술로 만들어 먹는 방법도 있다.

예부터 참마를 갈아서 밥에 올려 먹었는데, 소화도 잘 되고 영양가도 높다. 한방약에서는 팔미환[八味丸 : 숙지황 320g, 산약(마)·산수유 각 160g, 목단피·백복령·택사 각 120g, 육계·부자포 각 40g을 가루내어 꿀로 알약을 만듦] 등에 마를 섞어 체력이 떨어진 노인에게 처방하였다. 가래가 제거되지 않을 때는 참마 뿌리를 찜구이로 해서 부드럽게 먹든지 설탕이나 벌꿀을 발라먹으면 좋다.

마를 갈 때, 갈색으로 변하는 수가 있는데 그것은 티로신이라는 아미노산이 효소의 작용으로 변하기 때문이다. 이러한 갈변현상은 껍질을 벗긴 다음 자연식초에 담그면 방지할 수 있다.

참마뿐만 아니라 농가에서 주로 재배하는 단마, 장마, 둥근마도 성분의 차이는 있지만 웰빙식으로 약효와 효능에서 손색이 없다.

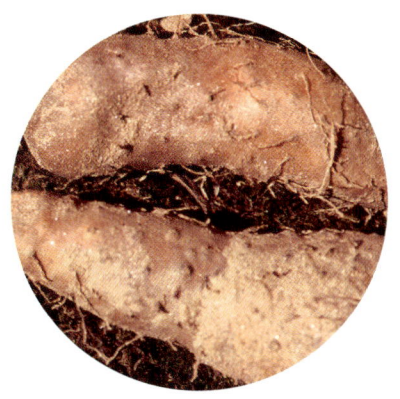

단마

약효: 자양강장, 가래 제거, 지사, 소갈, 강정

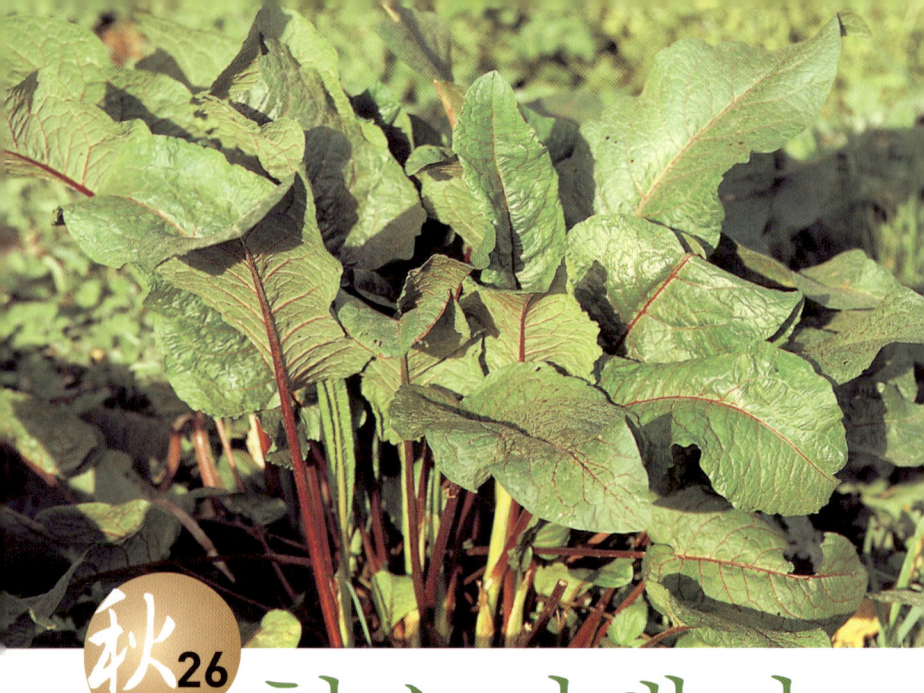

참소리쟁이
Rumex japonicus Houtt

- 마디풀과
- 생약명 : 양제(羊蹄), 양제엽(羊蹄葉), 양제실(羊蹄實)
- 별명 : 소루쟁이, 솔구지, 솔쟁이

① 가을과 겨울 사이에 뿌리를 뽑아서 물로 씻는다.
② 잘라서 3~5일간 햇볕에 말린다.
③ 종이봉투에 보관한다.
④ 변비에는 달여서 마신다.
⑤ 백선에는 생뿌리를 강판에 갈아 가제로 짠 다음 환부에 바른다.

생김새와 특징

참소리쟁이는 햇볕이 잘 드는 들판이나 밭, 공터 등 약간 습기가 많은 장소에 자라는 여러해살이풀로 줄기는 곧게 자라 키 60~100㎝ 정도가 되고, 잎의 모양은 시금치와 비슷하다. 굵은 뿌리를 부러뜨리면 황갈색이 된다.

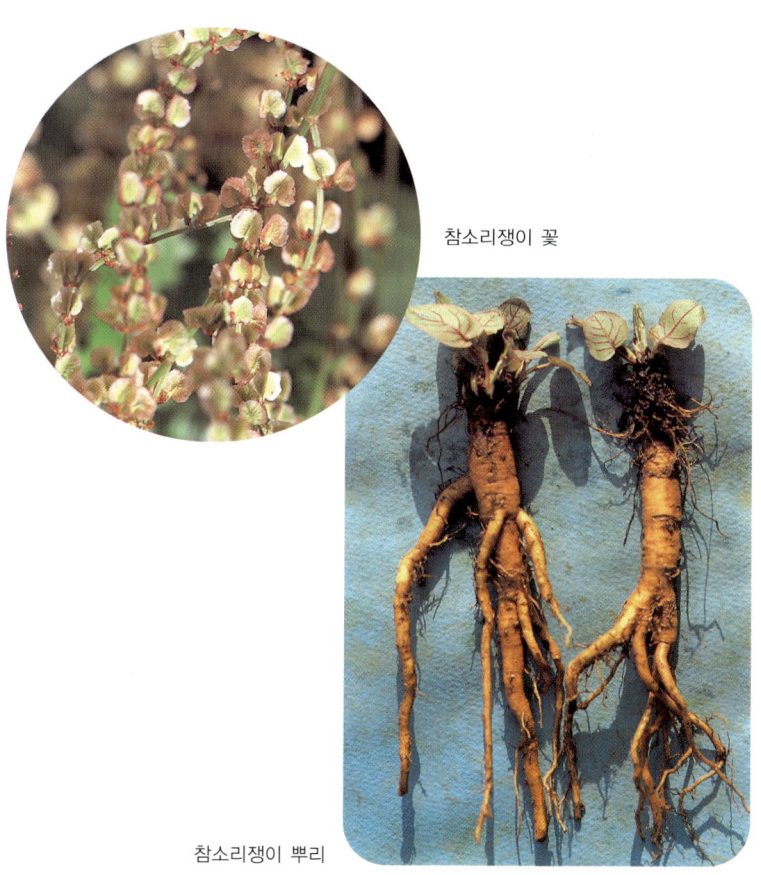

참소리쟁이 꽃

참소리쟁이 뿌리

이용법

참소리쟁이는 10월, 잎줄기가 시들기 시작하면 뿌리를 파서 흙을 씻어내고 두께 5㎜ 정도로 잘라, 햇볕에 말린 것을 양제근(羊蹄根)이라 한다. 변비로 고생하는 사람은 하루 5~15g의 뿌리를 컵 1잔의 물을 넣고 반으로 달인 액을 식후 2~3회로 나누어서 마신다. 변비는 개인차가 있으므로 10g부터 시작하여 30g까지 양을 늘려도 좋다.

또한 피부병이나 종기에는 생뿌리를 갈아서 즙을 내어, 같은 양의 식초와 섞어 환부에 자주 붙여주면 효과가 좋다.

봄에 싹이 나오면 어린싹은 나물 등으로 무쳐 먹을 수 있다.

참소리쟁이는 요즘같이 재배 채소가 흔하지 않던 시절에 뿌리를 움 속에 묻어 두고 무순처럼 돋아나는 싹을 뜯어 국거리로 먹던 산채의 일종이었다.

『산림경제』의 기록에 옛부터 전래되어 온 소리쟁이 토장국은 별미 토속음식인데 매끄러우면서 부드러운 맛이 일품이라 했고 잎은 쪄서 말려두었다가 묵나물로 해서 먹기도 했다. 소리쟁이에는 수산(蓚酸)이 함유되어 있으므로 어린순이라도 생식은 하지 말고 끓는 물에 데쳐서 나물로 무쳐 먹어야 한다.

약효: 지혈, 살충, 타박상, 옹종, 황달

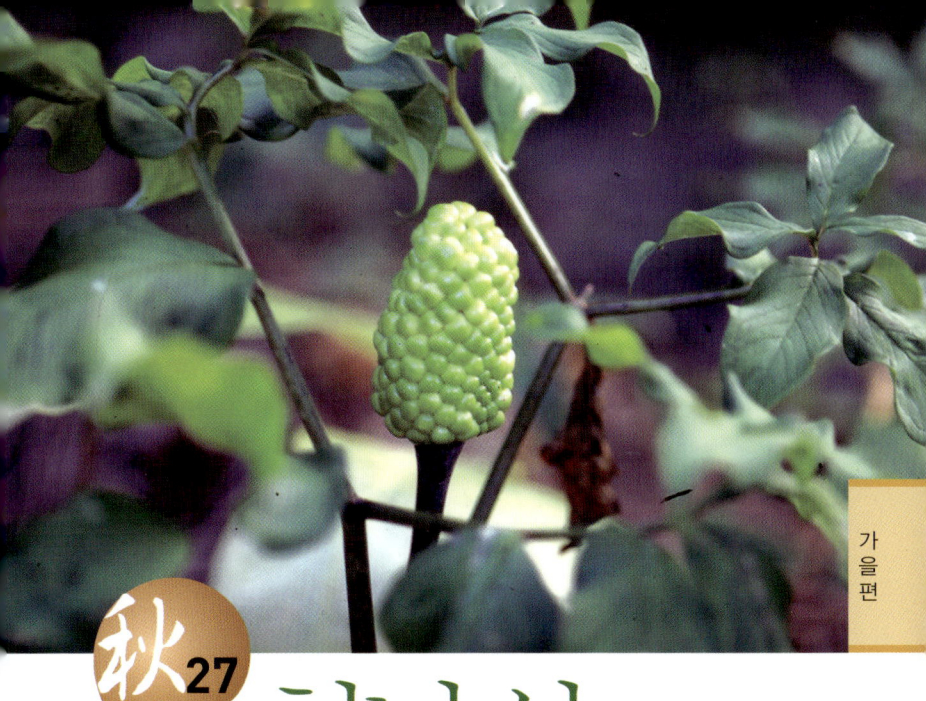

천남성

Arisaema amurense for. *serratum* (Nakai) Kitag.

- 천남성과 • 생약명 : 천남성(天南星)
- 별명 : 남성, 천남생이, 청사두초

① 늦가을에 땅속의 납작한 알뿌리를 채취하여 씻는다.
② 강판에 갈아 식초를 가하여 염증 부위에 발라주면 효과적이다.
③ 귓속의 염증에는 알뿌리 가루에 식초를 개어 면봉으로 바르면 좋다.
④ 무좀에는 생즙을 갈아서 발라준다.

생김새와 특징

천남성은 산지의 습지에서 자라는 다년생 초본으로 높이는 15~50㎝로 자라고 땅속에 편평한 공 모양의 알뿌리를 가지고 있다. 새 발가락 모양의 잎이 1개 있고 그 밖에 작은 잎이 여러 개 있다.

꽃은 5~7월에 피며 꽃받침은 10㎝ 안팎으로 뚜껑처럼 꽃을 덮고 있다. 열매는 적색으로 10월에 익으며 옥수수처럼 달려 있다.

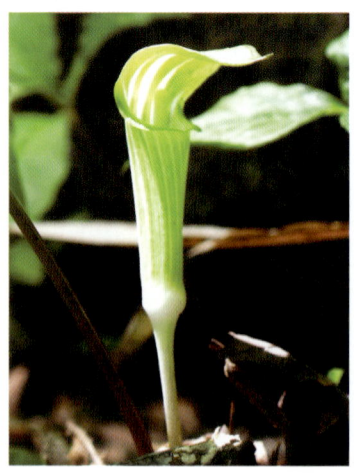

천남성 꽃

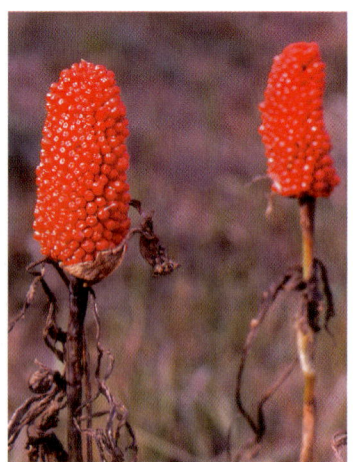

천남성 열매

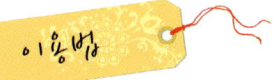

천남성의 알뿌리에 트리터페노이드 사포닌(triterpenoid saponin), 안식향산, 녹말, 아미노산(amino acid) 등의 성분이 함유되어 있다.

천남성은 독이 있기 때문에 가정에서는 식용을 하지 않는 것이 좋고, 외용으로 사용한다. 종기의 고름 제거에는 천남성의 알뿌리를 강판으로 갈아 식초를 조금 가하고 으깨진 것을 환부에 바른다. 건조하면 하루 2~3회 교환해 준다. 무좀에는 알뿌리를 으깨어 즙을 내고 환부에 발라 주면 효과가 있다.

가을편

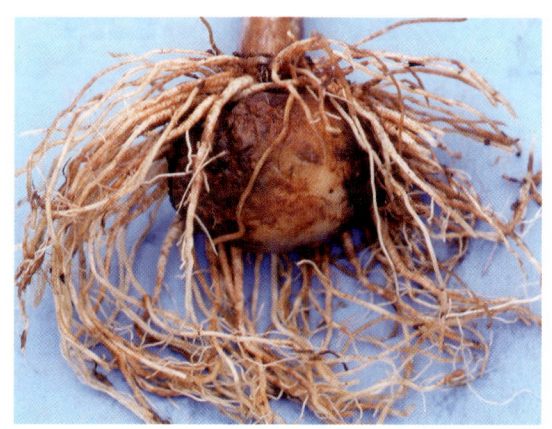

천남성 알뿌리

약효: 고름 제거, 무좀, 진정, 진통, 거담, 항종양, 종기, 거풍, 구완와사, 타박 골절

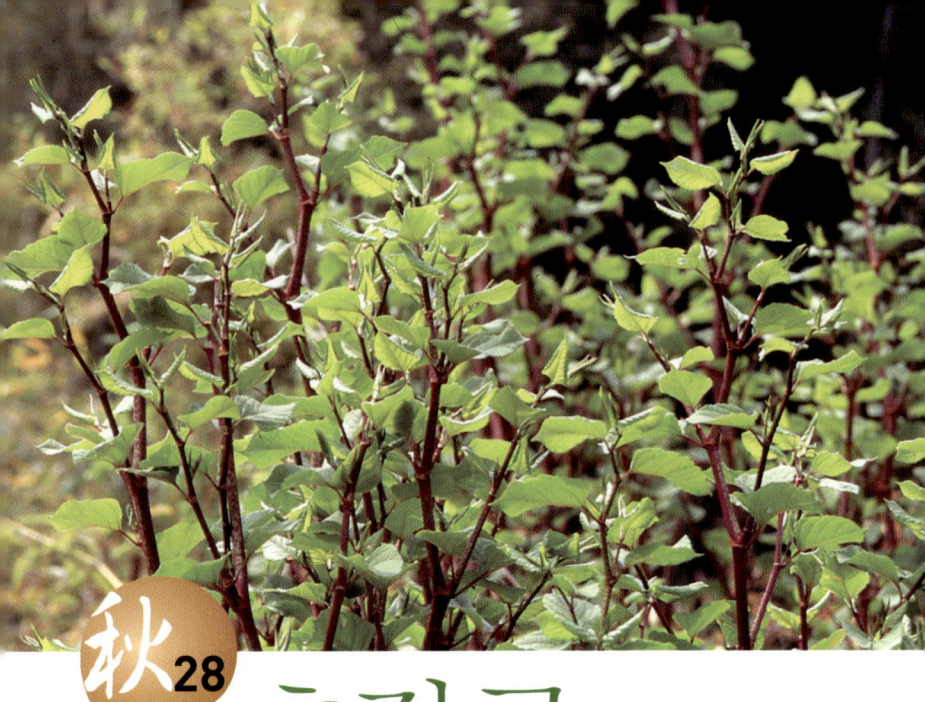

호장근

Fallopia japonica (Houtt.) RonseDecr.

- 마디풀과 • 생약명 : 호장(虎杖)
- 별명 : 고장근, 고장, 반장, 큰범싱아

① 10~11월에 뿌리줄기를 파내어 물로 씻는다.
② 햇볕에 말려서 변비, 월경불순에 달여 마신다.
③ 무좀에는 생즙을 갈아서 바르면 효과적이다.

생김새와 특징

길옆이나 야산의 초원 등에 군생하는 대형 여러해살이풀이다.
풀의 길이는 1.5m 내외로 줄기는 직립하고, 군데군데 마디가 있으며, 잎은 난형이고, 서로 어긋난다. 7~10월경, 흰색의 작은 꽃을 이삭 모양으로 피운다.
가을에는 날개 모양으로 된 꽃받침에 싸인 담홍색의 열매를 맺는다.
한방에서는 호장의 뿌리를 '호장근'이라 하는데 장소에 따라 대소의 변화가 크고 또 봄에 줄기가 나왔을 때와 여름에 꽃이 필 때와는 모양이 변하여 다른 식물이 아닐까 생각될 정도이다. 호장에는 보통 호장 외에 왕호장, 붉은호장근 등이 있다.

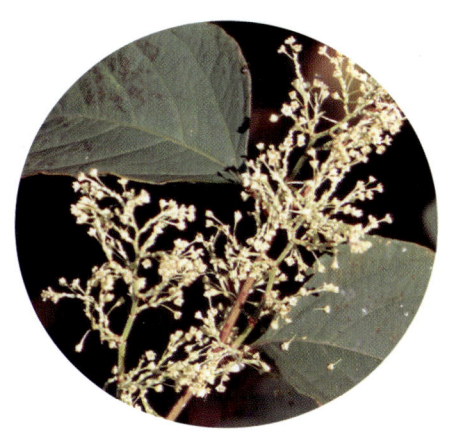

호장근 꽃

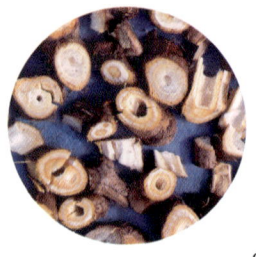

호장근에는 안트라퀴논 유도체인 폴리고닌 (polygonin) 등이 있어서 가수분해하면 에모딘(emodin)을 만든다.

변비가 심할 때는 하루에 호장근 10~15g씩을 컵 1잔의 물에 넣고 반 정도로 될 때까지 달여서 식후 3회로 나누어서 마시면 효과가 있다.

월경불순에는 하루에 호장근 10g을 마찬가지로 달여서 마시고, 일정기간 동안 계속하면 효과가 있는데 임신한 사람은 피하는 것이 좋다.

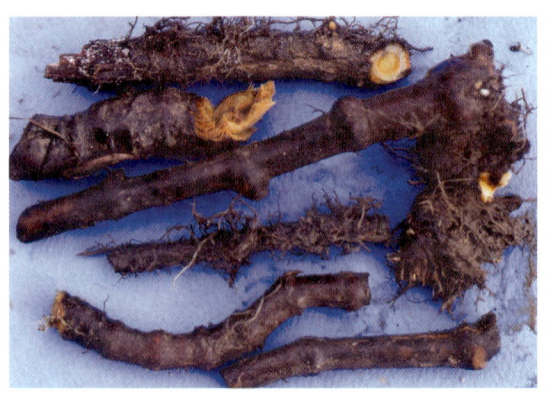

호장근(호장의 뿌리)

완하, 통경, 항균, 이뇨, 진해, 진정, 근골동통, 타박상, 화상

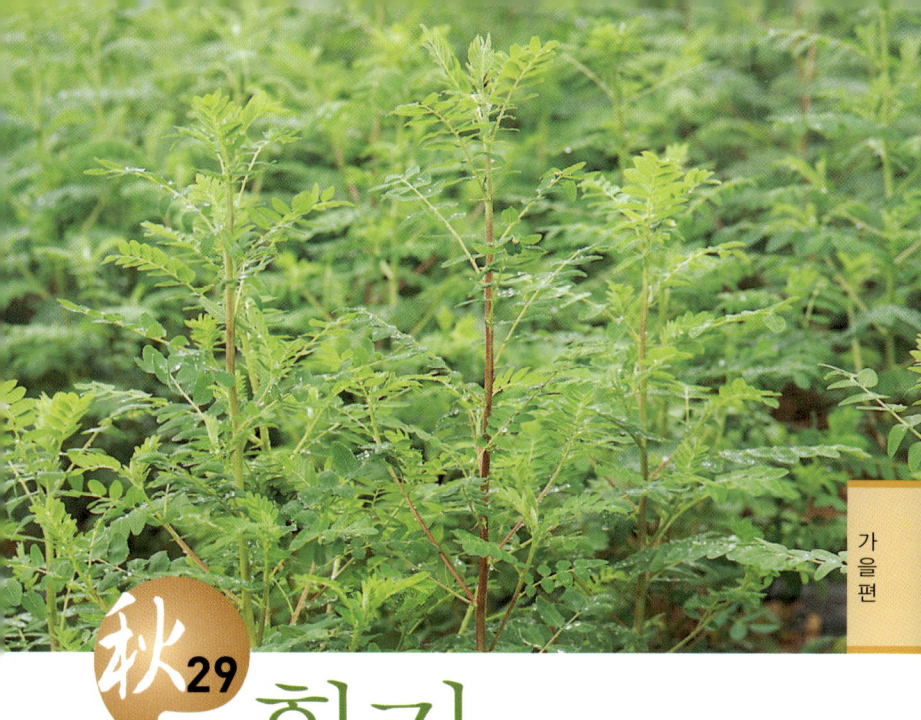

秋 29 황기

Astragalus membranaceus Bunge var. *membranaceus*

- 콩과
- 생약명 : 황기(黃芪)
- 별명 : 단너삼

① 가을에 뿌리를 뽑아내어 씻는다.
② 잔뿌리들은 따버리고 곧은 뿌리들만 정리하여 햇볕에 말린다.
③ 그늘지고 서늘한 곳에 보관한다.
④ 가래가 멈추지 않을 때는 황기를 달여서 마신다.
⑤ 식은땀을 흘릴 경우, 닭 삶은 물에 황기를 넣고 달여 먹으면 효과적이다.

생김새와 특징

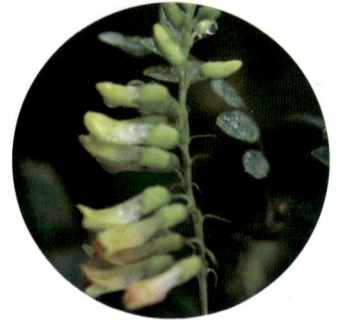

황기 꽃

산지의 바위틈에서 자라는 다년생 초본으로서 높이가 1m에 이르고 전체에 약간의 털 줄기가 있다. 꽃은 7~8월에 노란색으로 피며 잎 겨드랑이에 총상꽃차례로 달린다. 꽃부리의 길이는 15~18mm로 나비 모양이고 꽃받침은 길이 5mm로 종 모양이다.

광택이 나는 열매는 길이 2~3cm의 약간 둥근 달걀 모양이다.

뿌리의 외피는 황갈색을 띠나 잘라보면 둘레는 유백색, 속살은 담황색을 지니고 있다.

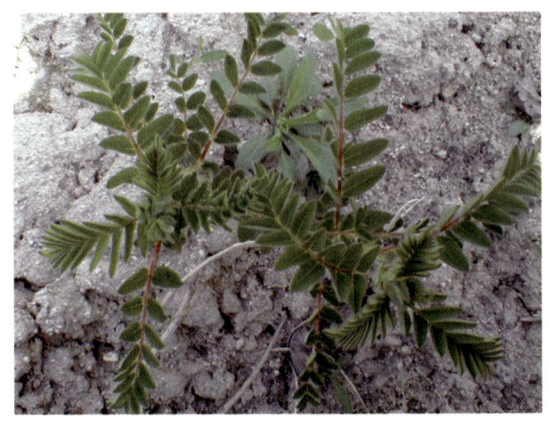

황기 생육 초기

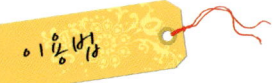

황기의 성분은 포르모노네틴(formononetin), 이소리큐리티제닌(isoliquiritigenin) 등으로, 뿌리에는 교질, 점액질, 전분, 자당, 포도당, 섬유소 등이 함유되어 있다.

황기는 뿌리를 약재로 사용한다. 가을에 뿌리를 채취하여 코르크층을 제거한 다음 말려 꿀을 넣고 약한 불에 볶아서 사용한다. 뿌리 10g에 물 700㎖를 넣고 중불에서 반으로 달인 액을 나누어서 아침저녁으로 식후에 일주일 정도 복용하면 좋다.

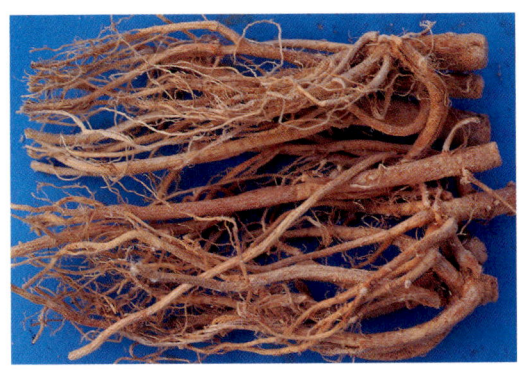

황기 뿌리

약효 만성쇠약, 치아질환, 피로, 무력감, 탈항, 반신불수, 신장염, 이뇨작용에 효과

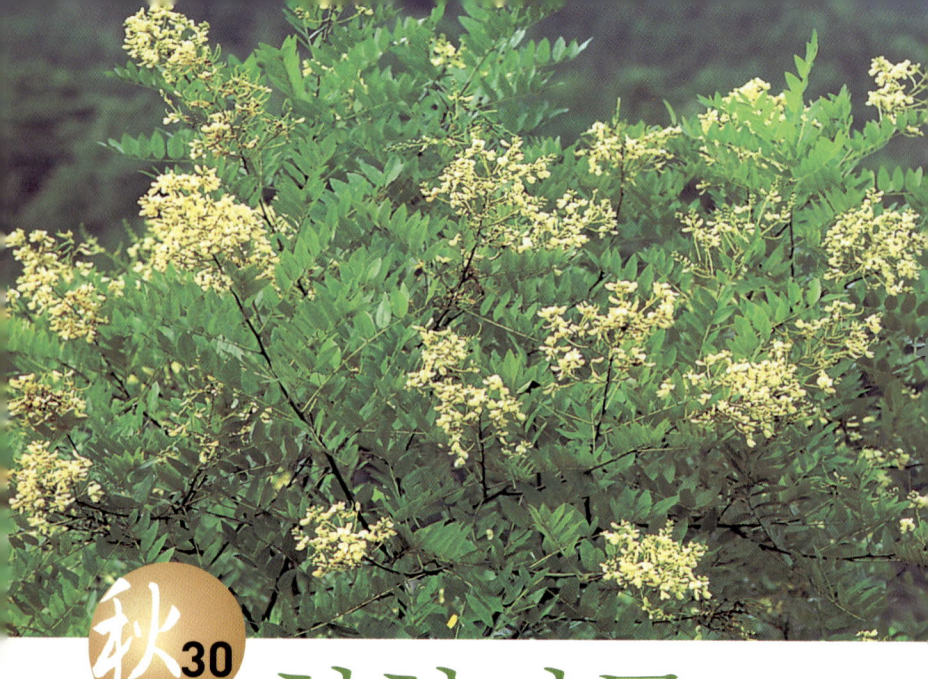

회화나무

Sophora japonica L.

- 콩과
- 생약명 : 괴화(槐花), 괴근(槐根), 괴지(槐枝)
- 별명 : 회나무, 괴나무, 양목, 양화목, 괴수

① 꽃봉오리를 따서 2~3일간 햇볕에 말린다.
② 바람이 잘 통하는 그늘에 말린 것을 서늘한 곳에 보관한다.
③ 동맥경화증의 예방에는 달여서 마신다. 꽃봉오리 한 줌에 뜨거운 물을 붓고 마셔도 좋다.

생김새와 특징

중국 원산의 갈잎큰키나무로 키가 10~25m가 되고, 줄기나 가지는 녹백색을 띤다. 7~8월에 가지 끝에 담황색의 나비 모양의 꽃이 많이 달리고, 가을에는 5㎝ 정도의 잘록한 두과(꼬투리)가 밑으로 늘어뜨려진다.
오래 전에 도래되어 재배되었고 꽃봉오리를 약으로 하기도 하고 황색염료 등으로 쓰이며 정원이나 도로에 심어졌다.
생육도 비교적 빠르고, 손질을 그다지 해주지 않아도 좋은 모양으로 자란다. 아주 비슷한 것으로 능수회화나무와 세관회화나무가 있다.

가을편

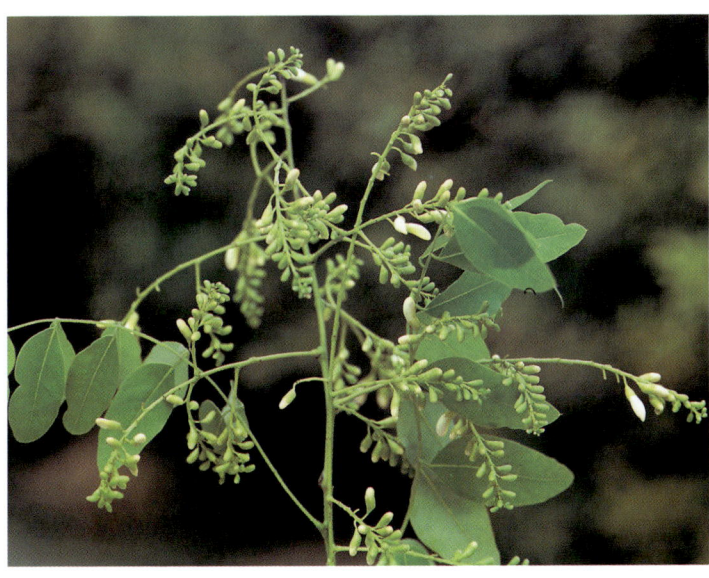

회화나무 꽃

회화나무 꽃봉오리를 채집하여 바람이 잘 통하는 그늘에 말린 것을 괴화(槐花)라 한다. 플라보노이드인 루틴(rutin)이나 쿠에르세틴(quercetin), 트리테르페노이드인 소포라디올(sophoradiol), 베튤린(betulin) 등을 함유하고 있다.

괴화의 20~30%의 루틴은 모세혈관 수축작용이 있고 지혈작용도 한다. 또한 모세혈관의 흐름을 원활하게 하는 작용도 있다.

고혈압증·동맥경화 예방, 치질이나 구강염·임파선염의 치료와 예방, 장이나 코의 질환 예방, 자궁 출혈·방사선에 의한 출혈 예방과 치료에 괴화 1일량 5~10g을 달여서 1일 3회 식간(식후 2시간 정도 지나 공복 시)에 복용하면 효과가 있다.

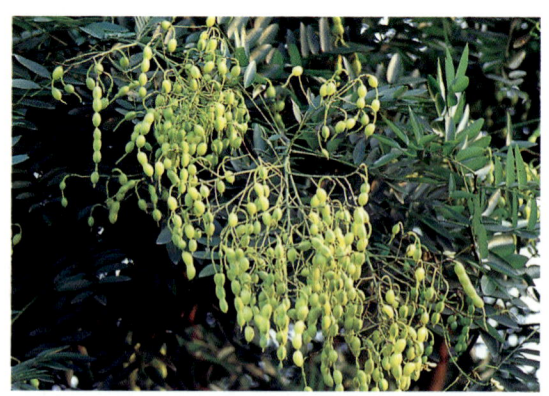

회화나무 열매

약효 동맥경화예방, 지혈, 진경, 항궤양, 종기, 진통, 화상, 습진, 항균

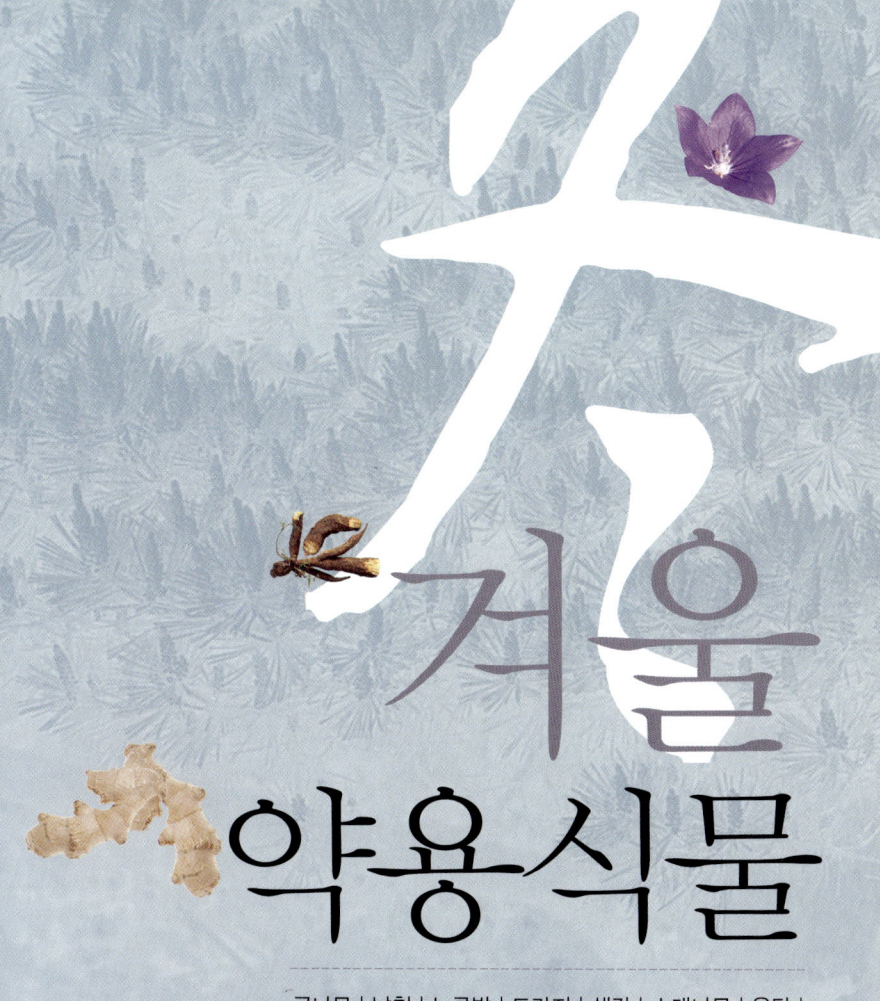

겨울 약용식물

귤나무 | 남천 | 노루발 | 도라지 | 생강 | 소태나무 | 용담 |
차나무(녹차) | 치자나무 | 칡

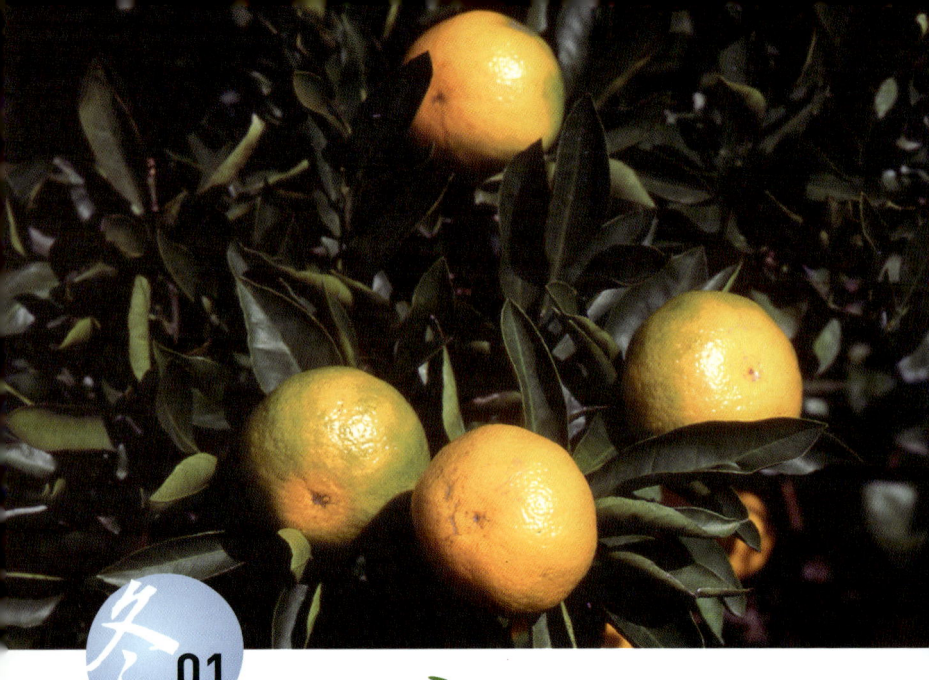

귤나무
Citrus unshiu S.Marcov.

- 운향과 • 생약명 : 진피(陳皮), 첨등(甛橙)
- 별명 : 밀감, 온주밀감

① 감기 초기에는 귤을 은박지에 싸서 구워서 따뜻할 때 즙을 짜서 마신다.
② 껍질은 적당히 잘라서 서늘한 곳에서 말린 후 종이봉투에 보관한다.
③ 과식에는 달여서 마신다.
④ 냉증이나 저혈압증 등에는 목욕제로 사용한다.
⑤ 식욕부진 등에는 밀감주로 하여 마신다.

생김새와 특징

귤나무는 따뜻한 곳에 자라는 상록관목으로 키가 3m 정도가 되고, 잎은 달걀 모양의 타원형으로 어긋난다. 5~6월경 잎이 붙는 부분에 흰색의 꽃이 피고, 10월경에 황금색의 과실을 맺는다. 과육은 달고, 개량된 품종에는 씨가 없다. 우리나라 제주도에서 귤이 재배되어 많이 수확하고 있다. 겨울은 청과물이 비교적 적고 비타민이 부족하기 쉬운데, 밀감은 비타민 C가 많아 겨울 과일의 왕이라고 할 수 있다.

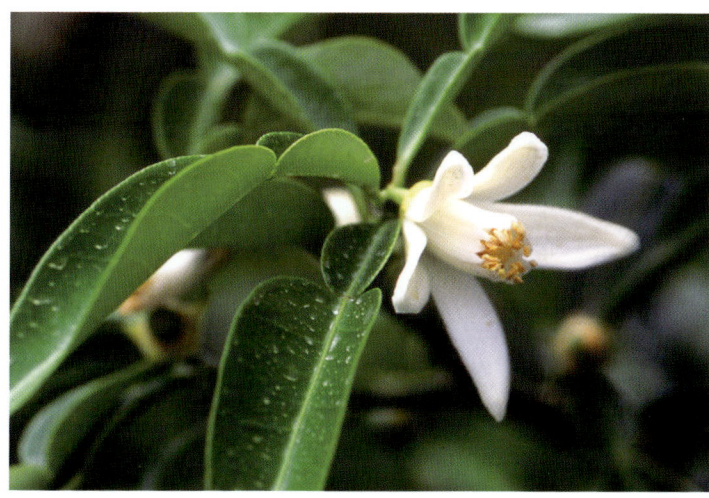

귤 꽃

귤껍질인 진피(陳皮)에는 정유인 리모넨(limonene), 모세혈관을 튼튼하게 하는 배당체인 헤스페리딘(hesperidin) 등이 들어 있다.

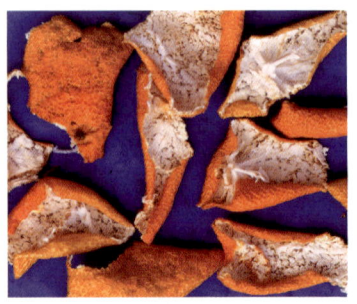

귤껍질(진피)

위가 더부룩하거나 식욕증진, 소화촉진 및 초기 감기의 기침이나 열 등에 진피를 달여서 생강, 꿀을 넣어 식간(식후 2시간 정도 지난 공복)에 3회로 나누어 마시면 잘 듣는다.

밀감을 먹고 난 후 껍질을 4~5일간 서늘한 곳에서 말려 보존해 두고, 헝겊주머니에 많이 넣어서 욕조에 넣고 목욕을 하면 몸이 따뜻해진다. 냉증, 저혈압증, 빈혈증, 요통, 신경통 등에 효과가 있다. 밀감이 많이 있으면 밀감주를 만들어 식전에 1~2잔 마시면, 식욕을 돋워 미용에도 좋고, 동맥경화의 예방이 된다.

밀감주를 만드는 방법

반으로 자른 밀감 1kg에 소주 1.8ℓ를 넣어 1개월 정도 숙성시켜 마신다.

약효: 발한, 건위, 항궤양, 항염, 이담작용, 감기, 피로회복, 진통

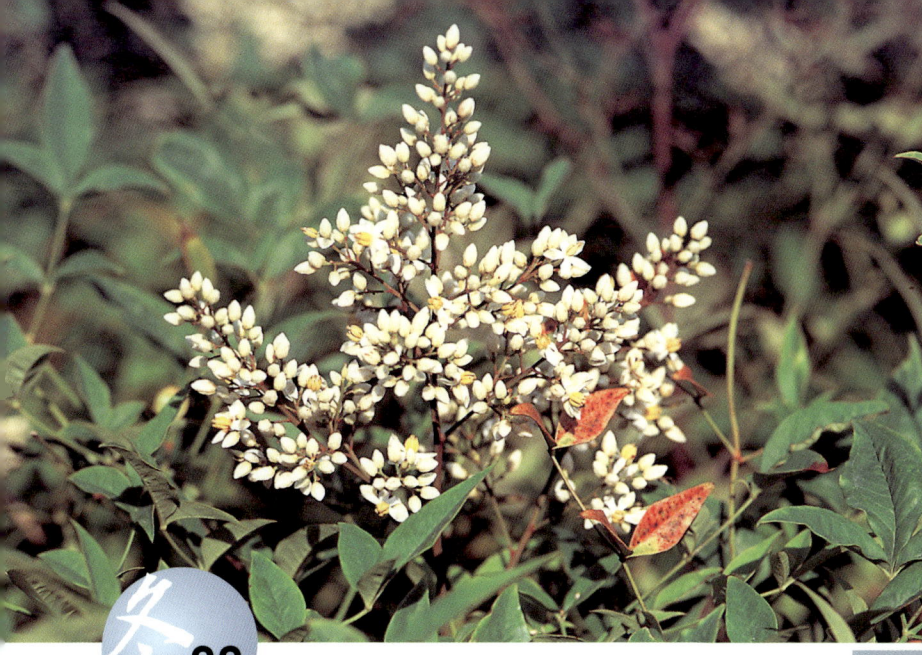

02 남천

Nandina domestica Thunb.

겨울편

- 매자나무과
- 생약명 : 남천실(南天實), 남천엽(南天葉)
- 별명 : 남천촉, 남천죽

① 12월~다음해 3월에 걸쳐 익은 열매를 채집한다.
② 2~3일간 햇볕에 말려서 종이봉투에 보관한다.
③ 기침 감기에 남천 열매를 달여서 마신다.
④ 열매는 달여서 마시면 가래 제거에 좋고, 잎은 달여서 편도선염 등에 목양치액으로 사용한다.

생김새와 특징

붉은색의 방울 열매가 줄기 끝에 촛불 같은 형태를 이루면서 원추형으로 피어서 남천촉(南天燭)이라고도 하며, 잎이 대나무와 비슷하여 남천죽(南天竹)이라고도 불린다.

남천나무와 생김새가 비슷하여 중국남천(Mahonia fortunei)이라 불리는 종류가 있는데, 남천나무와는 종류가 다르다.

남천은 중국 원산으로 남부지방에서는 정원에 심으며 북부지방에서는 분재로 기르고 있다. 높이 3m 정도 자란다. 밑에서 여러 대가 자라지만 가지는 치지 않고 목질은 황색이다. 잎은 딱딱하고 톱니가 없으며 3회 깃꼴겹잎이다. 작은 잎은 대가 없고 타원형의 피침형이며 끝이 뾰족하다. 6~7월에 흰색의 양성화(兩性花)가 가지 끝에 원추꽃차례로 달린다. 열매는 둥글고 10월에 빨갛게 익기 때문에 관상용으로 많이 심는다. 관상용에는 열매의 빛깔이 흰색인 것, 연한 자줏빛인 것이 있다.

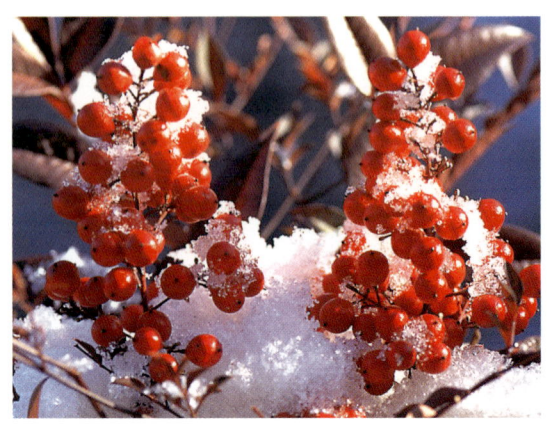

남천 열매

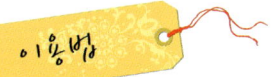

남천의 붉은 열매에는 난디닌(nandinine)이라는 성분이 있다. 감기에 걸려서 가래가 멈추지 않을 때는 하루 5~10g의 남천 열매를 컵 1잔의 물에 넣어 반 정도 될 때까지 달여서 식후 3회로 나누어 마신다. 마시기 어려운 경우는 벌꿀이나 레몬즙을 넣어 마셔도 좋다.

편도선염이나 구내염, 치통, 인두염 등에는 말린 남천 잎 3~5g을 컵 1잔의 물과 함께 달여 반 정도 된 액을 식혀서, 수시로 목 양치질을 하면 아주 효과가 좋다. 가능한 한 진한 액이 좋은데 물로 조금 희석해도 지장은 없다.

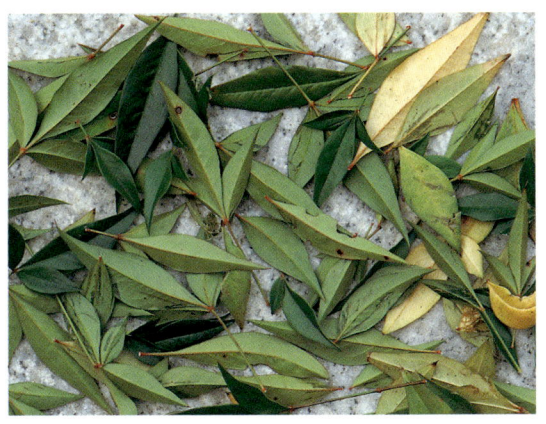

남천 잎

 약효 : 소염, 수렴, 기침, 가래, 천식, 백일해, 감기, 타박상, 신경통

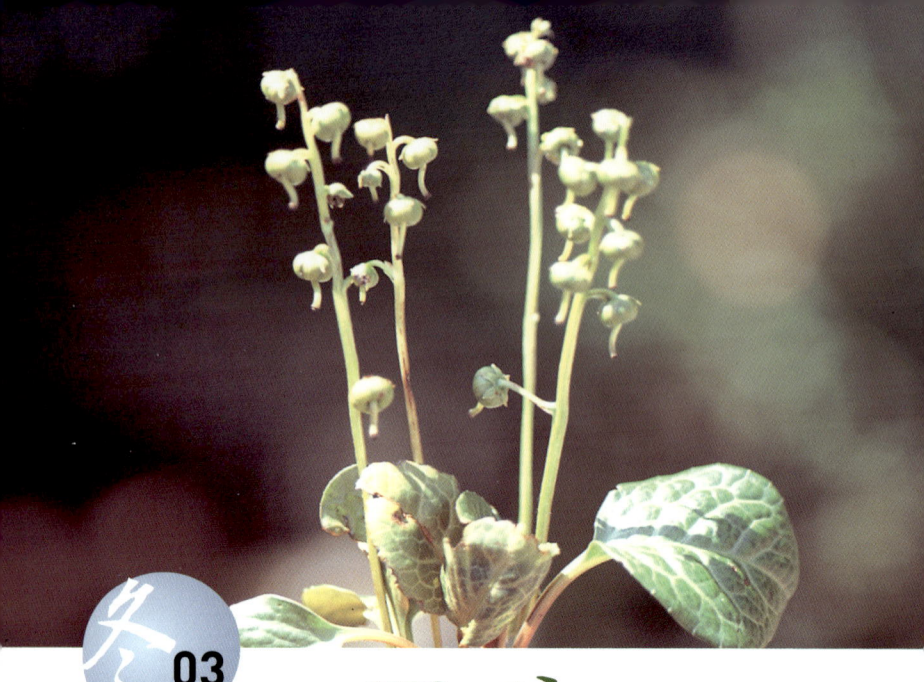

노루발

Pyrola japonica Klenze ex Alef.

- 노루발과   • 생약명 : 녹제초(鹿蹄草)
- 별명 : 애기노루발, 녹수초, 노루발풀

① 꽃이 필 때 노루발의 잎줄기를 잘라 씻어 2~3일간 햇볕에 말린다.
② 적당히 잘라서 종이봉투에 보관한다.
③ 편도선염이나 구내염 등에는 잎줄기를 달여서 목 양치액으로 한다.
④ 가벼운 화상에는 달인 액으로 냉습포를 한다.
⑤ 벌레에 물렸을 때에 생잎을 찧어서 붙인다.

생김새와 특징

노루발은 야산이나 구릉 등의 수풀에 자라는 상록성의 여러해살이로 광택이 나는 둥근 잎의 자루에 붉은색이 있고, 잎의 뒷면도 붉은 빛이 돈다. 6~7월경 15~20㎝ 정도의 꽃줄기에 매화와 비슷한 흰 꽃이 핀다. 꽃잎은 다섯 장이다.

중국의 『본초강목』에 '녹제초(鹿蹄草)란 잎의 형태' 라고 나와 있는데 노루의 발자국 모양과 비슷한 잎의 풀이라는 의미이다. 우리나라는 잎의 모양보다 이 식물이 자생하는 곳이 노루의 서식지와 비슷하여 그 공간적인 인접성 때문에 이런 이름이 붙여진 것으로 보인다.

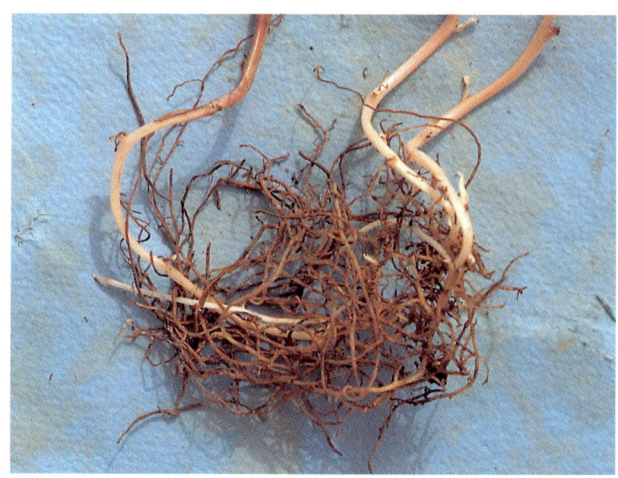

노루발풀 뿌리

이용법

노루발의 지상부를 햇볕에 말린 것을 '녹제초'라 하는데 페놀 유도체인 쿠에르세틴(quercetin)을 함유하고 있다. 작은 상처나 모기, 벌 등에 쏘였을 때 생잎을 찧어 즙을 바르면 효과가 있다.

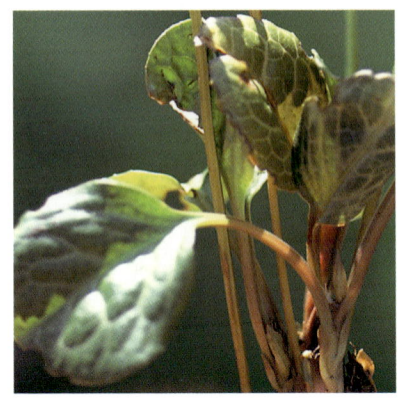

노루발풀

편도선염이나 구내염, 치통 등에는 노루발풀 전초 (全草) 2~5g을 컵 1잔의 물에 넣고 반 정도의 양이 될 때까지 달여서, 식힌 액으로 수시로 목 양치질(가글)을 하면 효과가 있다. 가벼운 화상에는 5~10g 정도를 같은 방법으로 달인 액으로 냉습포를 해 준다.

약효 소염, 수렴, 항균, 거풍, 보허, 해수, 관절통

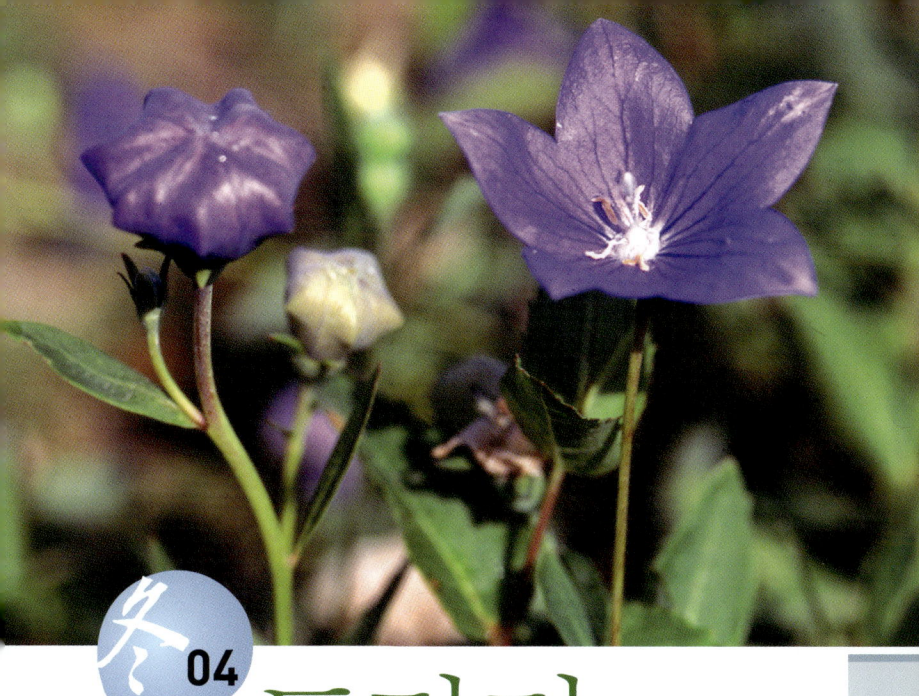

04 도라지

Platycodon grandiflorum (Jacq.) A.DC.

- 초롱꽃과
- 생약명 : 길경(桔梗)
- 별명 : 고경, 제니, 고길경, 경초

① 늦가을부터 2~3년 묵은 도라지 뿌리를 채취하여 씻는다.
② 잘라서 3~4일간 햇볕에 말린다.
③ 종이봉투에 넣어 그늘지고 서늘한 곳에 보관한다.
④ 기침, 가래를 없애는 데 도라지 뿌리를 달여 마신다.
⑤ 뿌리를 푹 끓여서 마시면 피로회복, 코막힘 증세를 개선하는 좋은 차가 된다.

생김새와 특징

야산의 햇볕이 잘 드는 초지에 자라는 여러해살이풀로서, 키가 50~100 cm가 된다. 7~8월에 꽃이 핀다. 뿌리가 굵고 뿌리에서 총생(모여나기) 하는 원줄기는 높이 40~80cm 정도로 자르면 백색 유액이 나온다. 어긋나는 잎은 길이 3~6cm 정도의 긴 달걀 모양으로 표면은 녹색, 뒷면은 청회색이고 가장자리에 예리한 톱니가 있다. 꽃은 짙은 하늘색이나 흰색이고, 열매는 삭과이며 달걀 모양이다.

'도라지는 귀하고 길한 풀뿌리가 곧다'는 뜻으로 '길경'이라고 부른다. 도라지는 대개 5년 이상 묵은 것이 효과가 좋으며, 한 곳에 오래 재배하면 저절로 썩어 없어지기 때문에 3~4년에 한 번씩 다른 곳으로 옮겨 심어야 오랫동안 견디는 습성이 있다.

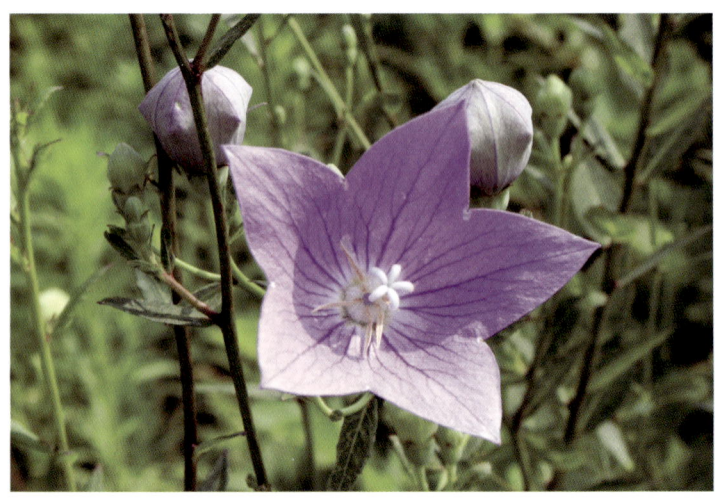

도라지 꽃

이용법

가을, 지상부가 시들어지면 도라지 뿌리를 파서 세척하여 표피를 벗기고 햇볕에 말린 것을 '길경(桔梗)'이라고 한다. 사포닌(saponin)을 함유하여 거담(去痰), 해소(解消), 배농(排膿, 고름을 배출) 등을 목적으로 한 제약원료로 쓰인다. 그러나 용혈작용(溶血作用)이 있으므로 제제(製劑)는 전문가의 지도를 따르도록 한다.

민간에서는 기침, 가래를 없애는 데 길경 5g을 달여 침전물을 버리고 하루 여러 차례 목 양치액(가글)으로 쓴다. 우리나라에서는 도라지 어린싹과 뿌리를 식용으로 광범위하게 쓰고 있다. 부드러울 때 잘라 내어 가볍게 데쳐서 물로 우려낸 것을 나물 등으로 무쳐 먹는다.

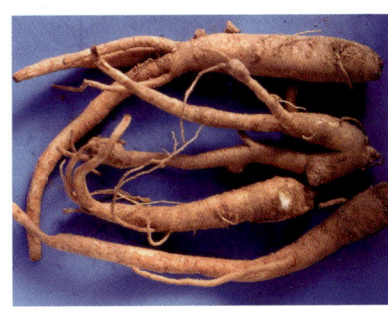

도라지 뿌리

약효 기침, 가래, 배농, 고혈압, 동맥경화, 당뇨, 인후종통, 폐결핵

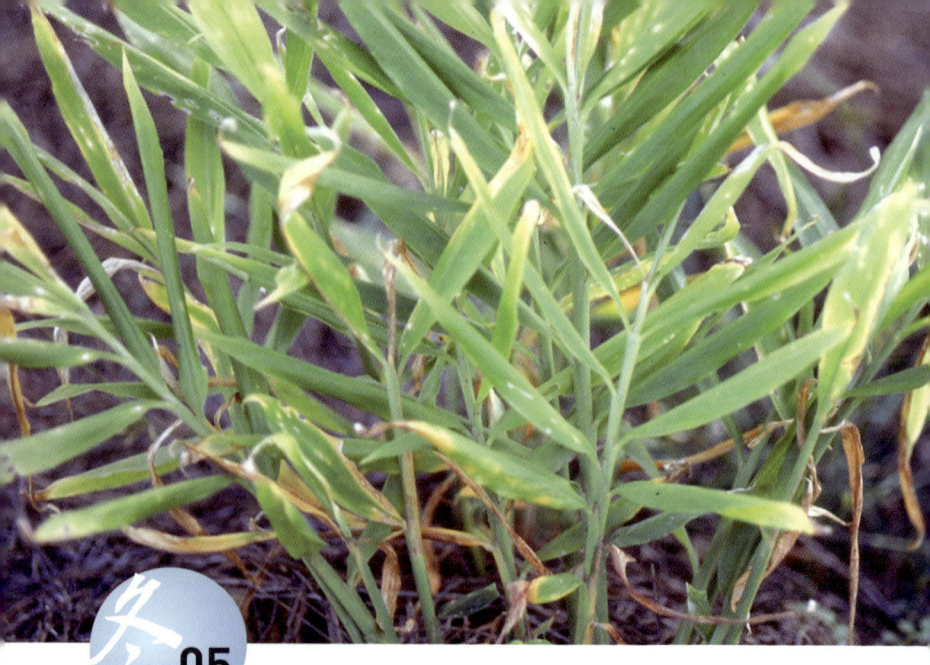

생강

Zingiber officinale Roscoe

- 생강과
- 생약명 : 건강(乾薑)
- 별명 : 새앙

① 생강의 뿌리줄기를 채취하여 껍질을 벗겨서 신속하게 말린다.
② 건조한 잎과 뿌리는 서늘한 곳에 보관한다.
③ 잎줄기는 헝겊주머니에 넣어 목욕제로 이용하면 피로를 풀어준다.
④ 편도선염이나 기관지염 등에는 생강을 강판에 갈고, 가제에 넓게 펴서 목에 감는다.
⑤ 관절염이나 류머티즘, 어깨 결림 등에는 강판에 간 생강을 습포제로 쓴다.

생김새와 특징

예로부터 한국인의 대표적인 매운맛은 생강, 마늘, 고춧가루를 들 수 있다. 한국에서도 『고려사』에 있는 생강에 대한 기록으로 보아 고려시대 이전부터 재배했으리라고 추정되고 있다.

생강근

생강은 열대 아시아가 원산으로 알려진 여러해살이풀로 높이 60㎝ 내외로 잎은 양하(蘘荷, 생강과의 다년초)와 아주 비슷한데 땅속줄기는 덩어리 모양으로, 노란색을 띠고 매운맛이 있다. 뿌리줄기는 덩어리 모양이며 잎집으로 된 줄기가 곧게 서고, 잎은 줄 모양이며 바소꼴로 끝이 뾰족하다. 뿌리줄기에서 바로 꽃줄기가 올라와서 붉은 자주색에 노란 반점이 있는 입술 모양의 꽃이 핀다. 우리나라에서는 하우스 안이 아니면 좀처럼 꽃을 보기 힘들다.

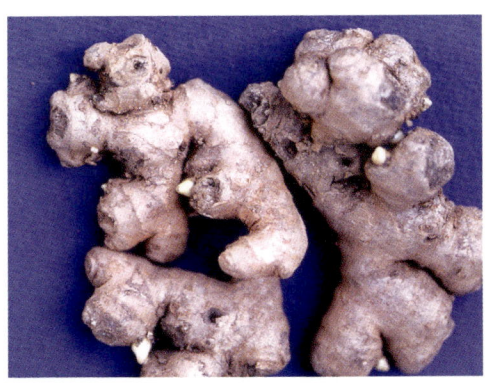

생강

이용법

생강의 껍질을 벗겨서 말린 것을 건강(乾薑)이라 한다. 매운 성분인 진저롤(gingerol), 방향 성분인 세스키테르펜(sesquiterpene)이 들어 있어 초기 감기에 차를 만들어 마시면 효과가 있다.

가래 제거에는 묵은 생강을 은박지에 싸서 약한 불로 까맣게 될 때까지 찜구이로 하고 뜨거운 물을 부어서 마시면 치료 효과가 있다.

습포 약으로써도 효과가 있다. 편도선염이나 기관지염에는 묵은 생강을 강판에 갈아 가제에 넓고 길게 펼쳐서 목에 감아준다. 그 외 관절염이나 류머티즘, 요통, 견비통, 어깨 결림 등에도 환부에 온습포해주면 통증이 호전된다. 건조하면 하루 2~3회 교환해준다.

향기가 좋은 정유를 함유하고 있기 때문에 생강잎을 부엌칼로 적당히 썰어 헝겊주머니에 담아 욕조에 넣고 목욕하면 근육통이 있는 사람에게 효과가 있으며, 피로를 풀어주고 보습 효과도 준다.

좋은 생강 고르는 법

생강은 쪽이 굵고 굴곡진 곳이 적은 것이 상품(上品)이다. 껍질이 얇아서 투명하게 비칠 정도인 것이 좋으며 만졌을 때 느낌이 단단하고 노란색을 띠는 것을 고른다. 특히 마디를 끊어 보았을 때 냄새가 강한 것이 좋다.

약효: 발한, 가래 제거, 소염, 소화불량, 항균, 거풍, 발한감기, 타박상

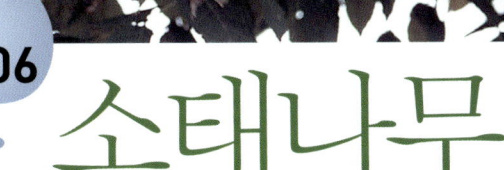

06 소태나무

Picrasma quassioides (D.Don) Benn.

겨울편

- 소태나무과
- 생약명 : 고목(苦木)
- 별명 : 고목, 쇠태, 고수피

① 언제라도 잎줄기를 잘게 잘라 3~4일간 햇볕에 말린다.
② 그늘지고 서늘한 곳에 보관한다.
③ 잎줄기를 가루로 만든 것을 1일 3회 식사 후에 물과 함께 마신다.
④ 잎줄기를 달여서 마셔도 소화를 촉진하고 위를 튼튼하게 한다.

생김새와 특징

소태나무는 산이나 구릉 등에 자라는 자웅이주의 갈잎큰키나무로, 키가 10~15m가 되고 어긋나는 잎은 날개 모양의 복엽을 하고 있다.

5~6월에 잎이 붙은 부분에 황록색의 작은 꽃을 한꺼번에 모아서 피운다. 나무의 가지나 잎을 부러뜨려서 씹으면, 짙은 쓴맛이 오랫동안 입 속에 남기 때문에 소태라 하였다. 옛날 사람은 실로 정확한 이름을 붙였다. 쓴맛을 이용해서 이를 구제했기 때문에 '이죽임'이라고도 한다.

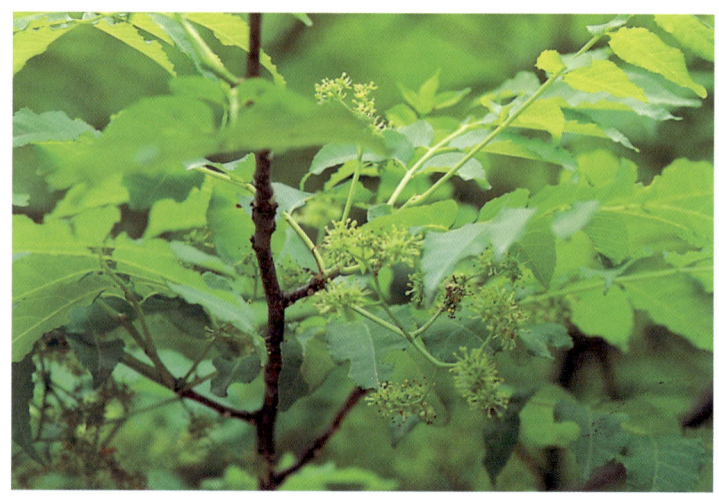

소태나무 꽃

이용법

서양의학에서는 쓴 성분은 타액, 위액의 분비를 촉진하고, 연동작용을 왕성하게 하기 때문에 위장약으로 쓴다. 예를 들면 쓴풀, 용담, 황련, 황벽나무, 소태나무 등이 잘 알려져 있다.

소태나무는 어린묘를 옮겨 심고 5~6년이 지나서 7월경에, 높이 4~5m 된 것을 밑동에서 잘라 나무껍질을 제외한 나무 부분을 둥글게 자르거나 세로로 잘라서 햇볕에 말린다. 이것을 적당한 크기로 작게 조각낸 것을 고목(苦木)이라 하여 약으로 쓴다. 고목에는 쓴맛을 내는 콰시인(quassin) 등의 성분이 함유되어 매우 쓰다.

과식이나 가슴이 답답할 때는 고목을 하루 5~10g씩, 컵 1잔의 물에 넣어 절반 정도의 양이 될 때까지 달여서, 식후 3회로 나누어서 마시면 효과가 있다.

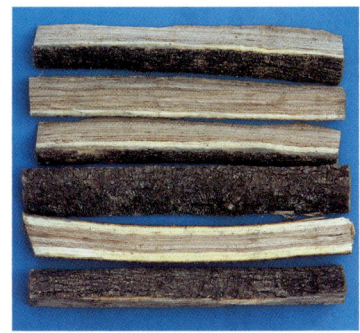

소태나무(고목)

단번에 먹는 것이기 때문에 위의 상태가 이상할 때만 사용하도록 한다. 만성위염의 경우에는 과식, 과음을 삼가고 정신적으로는 기분을 즐겁게 하는 것이 중요하며, 필요에 따라서 한방약을 이용한다.

약효 고미건위, 살충, 해독, 인후염, 편도선염, 습진, 화상

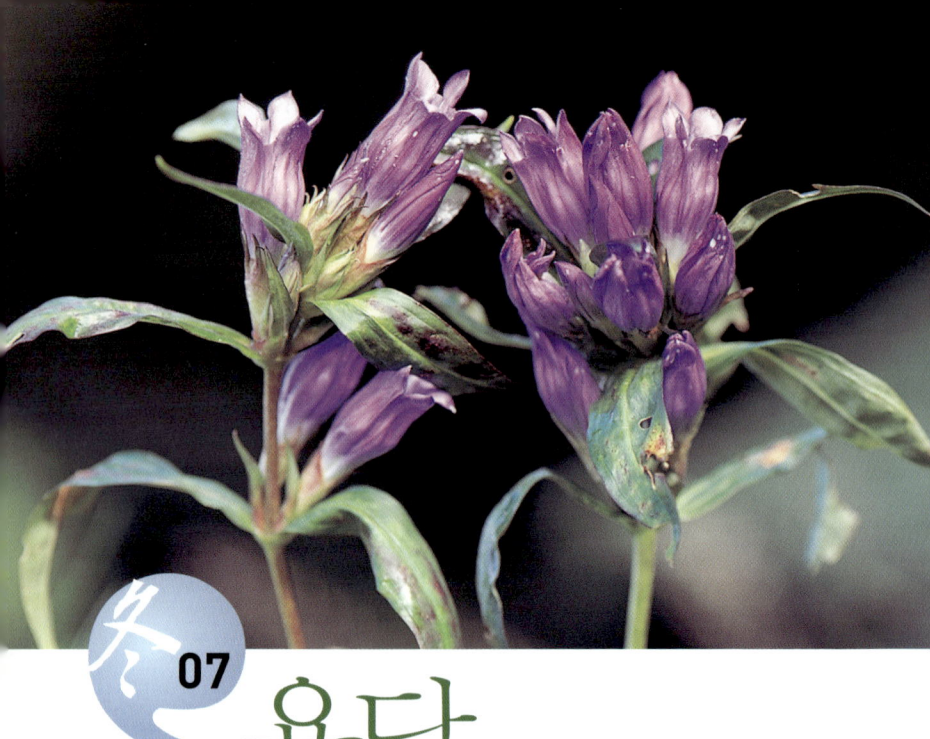

07 용담

Gentiana scabra Bunge for. *scabra*.

- 용담과
- 별명 : 초용담
- 생약명 : 용담(龍膽)

① 11월경부터 뿌리줄기를 채취하여 씻는다.
② 남은 줄기를 제거하고 3~4일간 햇볕에 말린다.
③ 그늘지고 서늘한 곳에 보관한다.
④ 식욕부진, 소화불량에 용담을 달여 마시거나 가루를 내어 먹는다.

생김새와 특징

용담은 나무 밑 등 습기가 있는 초지에 자라는 여러해살이풀로서 정원 등에 관상용으로 심어진다. 9~10월에 피는 꽃은 종 모양의 보랏빛으로 위를 향해 피고 드물게 하얀 꽃도 핀다.

뿌리는 희고 두터운 털 모양으로, 씹으면 쓰다. 용의 쓸개라는 뜻으로 '용담(龍膽)'이라고 부른다. 초용담이라고도 불리는 용담은 그 뿌리가 동물의 쓸개처럼 쓰다 하여 붙여진 이름이다.

쓸개는 곰의 것이 특히 효능이 있다는데, 이 꽃의 뿌리는 곰보다 더 강한 상상의 동물인 용의 쓸개만큼 효험이 있다 하여 용담이라 불려졌다.

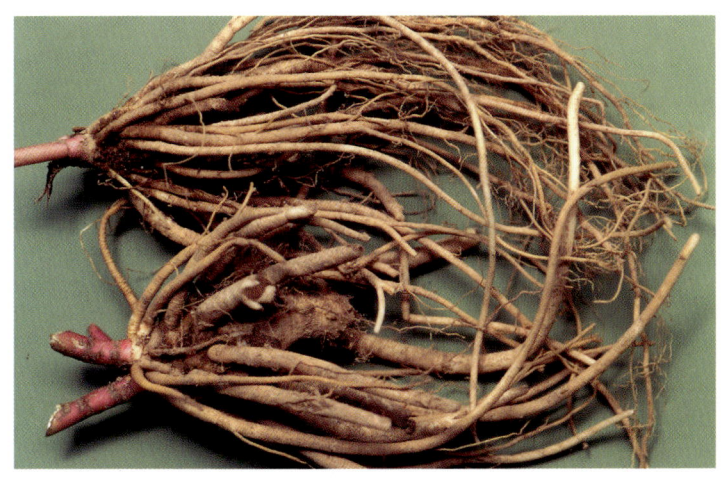

용담 뿌리

이용법

지상부가 시드는 11월경, 뿌리줄기나 뿌리를 파서 세척하여 흙과 잔뿌리를 제거하고 햇볕에 말린 것을 용담(龍膽)이라 한다.

용담의 성분은 겐치오피크린(gentiopicrine)의 고미배당제와 겐치아닌(gentianine)의 알카로이드를 함유하고 있고 겐치오비오스(gentiobiose),

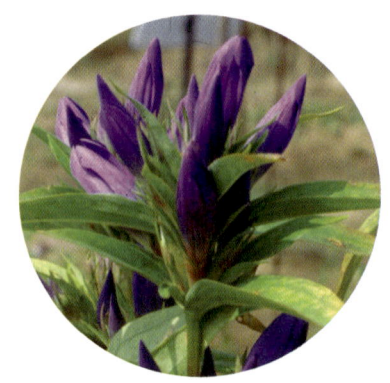

용담 꽃

겐치아노스(gentianose)의 2당류와 3당류 등을 포함하고 있다.

용담은 고미건위(苦味健胃)·소염약 등 제약원료로, 한방에서는 소담, 해독의 목적으로 사용되고 있다.

민간에서는 식욕부진, 소화불량, 위산과다증 등에 사용한다.

쓴풀과 마찬가지로 하루 5~10g의 용담을 컵 1잔의 물에 넣고 절반 정도의 양이 될 때까지 달여서 식후 3회로 나누어 마시면, 식욕을 증진시키고 위가 더부룩한 것이 낫는다.

위산과다증 등에 단번에 먹는 것이 좋지만 항상 먹는 것은 좋지 않다. 때로는 한방약으로 배합되는데 이 경우는 소염, 해독제로 이용된다.

약효 고미건위, 항균, 두통, 황달, 옹종, 종통

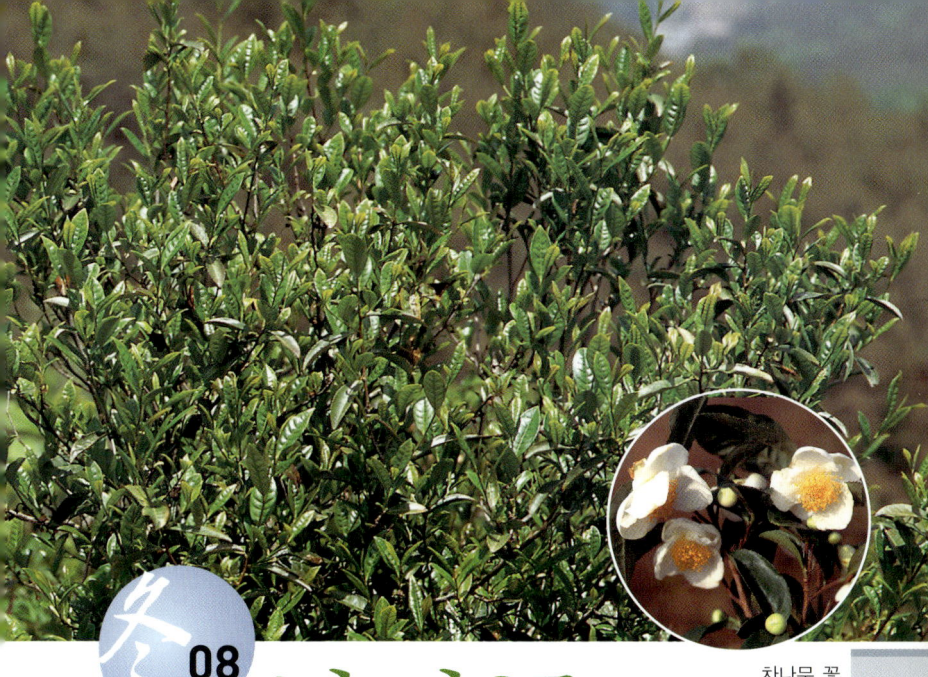

차나무 꽃

08 차나무(녹차)

Camellia sinensis L.

겨울편

- 차나무과
- 생약명 : 다엽(茶葉), 다수근(茶樹根), 다자(茶子)
- 별명 : 다차, 작설, 고다, 원다

① 생녹차 잎을 따서 2~3일간 햇볕에 말린다.
② 종이봉투에 담아 그늘지고 서늘한 곳에 보관한다.
③ 편도선염이나 구내염 등에는 차 잎을 달여서 목 양치질(가글)을 한다.
④ 약간 진하게 우려서 마시면 장의 염증을 가라앉힌다.
⑤ 생녹차 잎을 껌처럼 씹으면 위가 나쁜 사람의 입냄새를 없앤다.

생김새와 특징

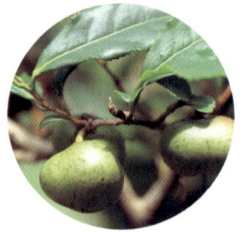

차나무 잎과 열매

차나무는 중국 원산의 상록관목으로 키는 그대로 두면 2~3m로 된다. 꽃은 10~11월에 피는데 잎이 붙어 있는 부분에 수술이 많고 꽃잎이 하얀 꽃이 아래를 향하고 있다. 수술의 색은 노란색이다. 옛날에 중국에서 종자를 가지고 와서 각지에 퍼지게 했다고 한다. 차나무의 잎에는 카페인이나 타닌, 비타민 C 등이 함유되어 있으며 약용으로는 카페인 제조의 원료가 된다. 같은 그룹의 인도종은 나무의 키가 8~15m가 되고, 잎이 큰 것이 특징이고 홍차의 원료가 된다.

이용법

차나무에는 카페인(caffeine), 크산틴(xanthine), 타닌(tannin), 카로틴(carotene) 등의 성분이 함유되어 있다.

보통 차는 한 번 마시면 버리는데, 차를 마신 후 차 찌꺼기는 깨끗하게 따로 담아서 응달에서 건조시켜서 밀봉해둔다. 편도선염이나 구내염 등에는 말려 둔 차 찌꺼기 5~10g을 컵 1잔의 물을 넣고 반 정도의 양이 될 때까지 달여서 식힌 후에 수시로 목 양치질(가글)을 하면 효과가 있다.

가벼운 협심증으로 발작했을 때에는 그 자리에 쭈그리고 앉아서 상등품의 차 잎을 씹어서 입에 머금고 있으면 효과가 있다.

약효 소염, 수렴, 항균, 이뇨, 해독, 항암, 두통, 심장질환

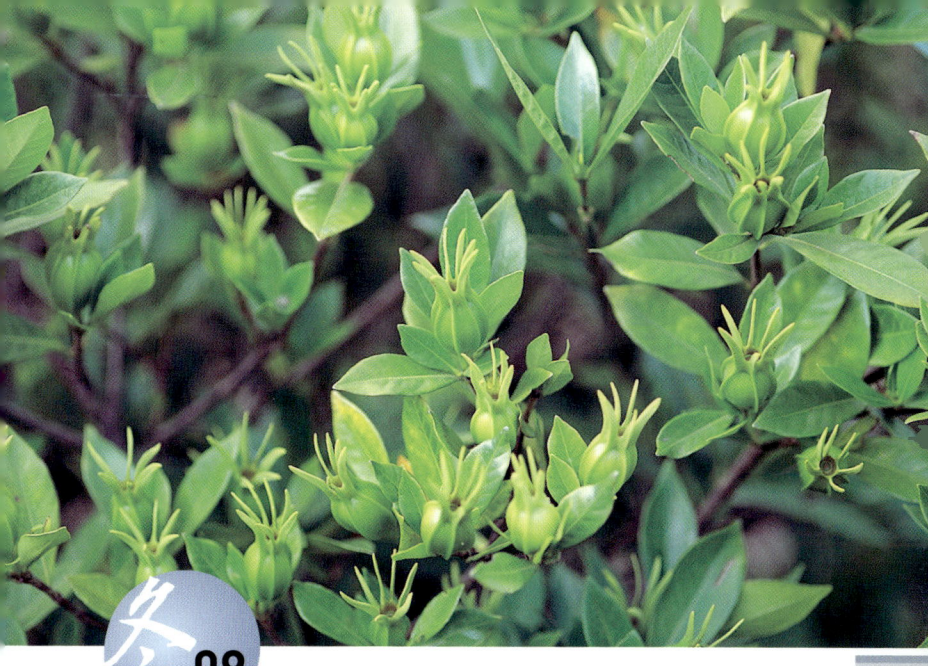

치자나무

Gardenia jasminoides Ellis var. *jasminoides*

겨울편

- 꼭두선이과
- 생약명 : 치자(梔子)
- 별명 : 산치자, 치자화

① 붉은색으로 숙성한 열매를 따서 햇볕에 말린다.
② 서늘하고 그늘진 곳에 보관한다.
③ 잘게 썰어서 분쇄기 등으로 가루를 만들어 사용한다.
④ 타박상, 삔 데에는 치자가루와 달걀흰자를 넣어 반죽하여 발라준다.
⑤ 감기로 목이 아플 때나 편도선이 부었을 때 치자 끓인 물이 효과적이다.

생김새와 특징

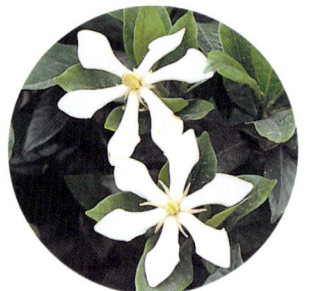

치자나무 꽃

치자나무는 높이 1~2m이며 작은 가지에 짧은 털이 있다. 잎은 마주나고 긴 타원형으로 윤기가 나며 가장자리가 밋밋하고 짧은 잎자루와 뾰족한 턱잎이 있다.

꽃은 단성화(單性花)로 6~7월에 피고 흰색이지만 시간이 지나면 황백색으로 되며 가지 끝에 1개씩 달린다. 꽃부리는 지름 6~7cm이고 질이 두꺼우며 꽃받침조각과 꽃잎은 6~7개이고 향기가 있다. 수술도 같은 수이다.

꽃봉오리 때에는 꽃잎이 비틀려서 덮여 있다. 열매는 달걀을 거꾸로 세운 모양 또는 타원형이며 10~11월에 황홍색으로 익는다. 열매는 길이 2cm 정도로 6개의 뾰족한 모서리가 있고 위에 꽃받침이 남아 있으며 성숙해도 갈라지지 않는다. 안에는 노란색 과육과 종자가 있다.

옛날에 할머니께서 추석이면 주황색 열매를 찧어 노란 물을 우려내어 녹두빈대떡의 색을 예쁘게 들이셨던 것을 볼 수 있었다. 지금도 가을이면 치자나무의 열매를 시장에서 살 수 있다.

초여름에는 치자나무에 하얗고 탐스러운 꽃이 피는데, 향기 또한 달콤하고 은은하다.

그래서 선인들은 술잔에 치자나무 꽃잎을 띄워 마시고, 꽃잎으로 술을 담그기도 하였다. 치자(梔子)의 한자명을 보면 술잔 치(卮)자에 목(木)자를 붙였는데, 그것은 꽃 모양이 술잔 같다 하여 붙여진 것이다.

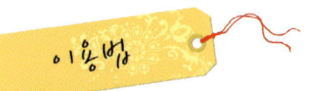

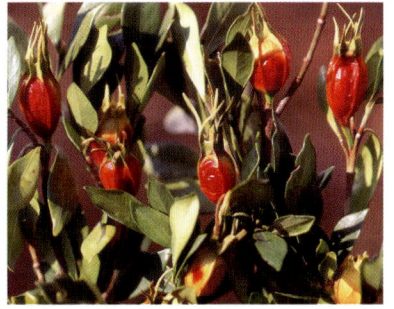

치자나무 열매

치자나무 열매가 완전히 익기 전, 누렇게 변할 때 따서 열매 꼭지와 꽃받침을 떼어내고 그늘에 말린 것, 또는 뜨거운 물에 2~3분 담갔다 그늘에 말린 것을 '치자'라 한다.

치자의 색소인 카로틴(carotene)은 우리 몸 속에서 비타민 A로 변한다. 또한 치자에는 이리도이드(iridoide) 배당체인 게니포시드(geniposide) 등이 함유되어, 한방에서는 소염 · 이뇨 등에 이용한다.

민간에서는 치자를 잘게 썰어 분쇄기 등으로 완전히 가루로 만들어 사용한다. 타박상 · 염좌 · 요통 · 근육통 등에 치자가루를 식초와 달걀흰자를 넣고 섞은 후 밀가루를 조금씩 넣어주면서 귓불 정도 굳기로 만든다. 이것을 환부에 두껍게 발라 주고 가제 등으로 눌러서 냉습포하면 좋다. 치자는 약용뿐만 아니라 단무지나 식품의 착색료, 또는 옷감 등 기타 공업용 색소로도 널리 쓰인다. 치자나무의 꽃은 식용으로도 사용한다.

약효 소염, 이담(담낭에 좋음), 타박상, 진정, 혈압강하, 지혈, 불면, 황달, 해독, 간염

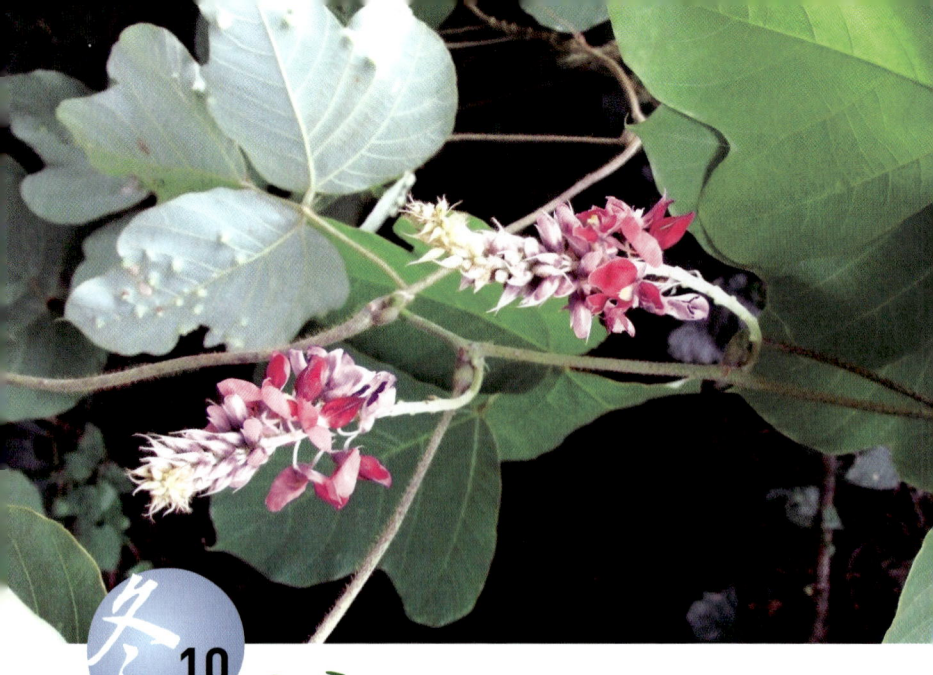

10 칡

Pueraria lobata (Willd.) Ohwi

- 콩과
- 생약명 : 갈근(葛根), 갈화(葛花)
- 별명 : 갈등, 달근, 침덩굴, 칙줄

① 가을~겨울에 뿌리를 파내어서 씻는다.
② 적당한 길이로 잘라서 방망이 등으로 두드려 부드럽게 으깬 후 하룻밤 물에 담가 둔다.
③ 헝겊자루에 담아 거르고 물에 넣어서 전분을 채취한다.
④ 갈분(葛粉)은 감기나 질병 후의 회복기에 미지근한 물에 타서 먹는다.
⑤ 생칡즙은 술 마신 뒤의 갈증이나 주독을 푸는 데 효과가 있다.

생김새와 특징

칡은 전국적으로 분포하며, 산기슭의 양지에서 자주 볼 수 있는 덩굴성 여러해살이풀이다. 줄기는 생장하면서 굵게 목질화하고, 지면을 따라 뻗어 다른 물체에 휘감기며 무성하게 자란다.

잎은 3장의 작은 잎으로 이루어지는데, 꼭대기의 작은 잎은 마름모꼴의 넓은 타원형이고, 양옆의 작은 잎은 끝이 뾰족하면서 넓은 타원형이다.

잎줄기에는 거친 털이 있다. 8월에 적자색 나비 모양의 꽃이 총상꽃차례로 피고, 꼬투리 모양의 열매가 달린다.

칡 꽃

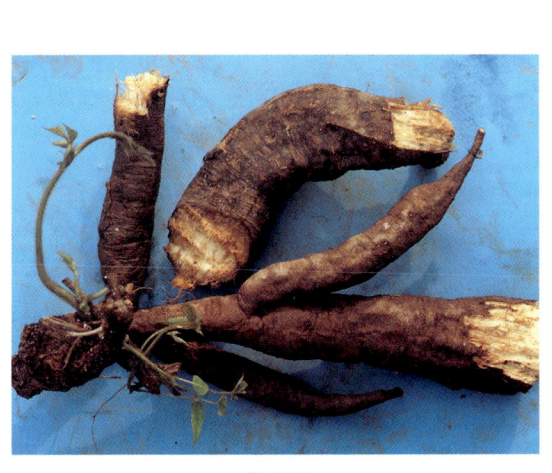

칡 뿌리

이용법

칡 뿌리의 성분은 다이제인(daidzein), 푸에라린(puerarin) 등이며, 갈근에서 얻은 전분은 갈분(葛粉)이라 한다. 감기 초기이거나 설사가 있을 때 갈분에 약간의 설탕이나 꿀을 넣고, 미지근한 물을 부어 섞어서 갈근탕을 만들어 한 컵 정도 마신다.

칡 뿌리를 캐서 물로 씻어 겉껍질을 벗겨 햇볕에 말린 것을 갈근(葛根)이라 한다. 한방에서는 발한, 해열 등의 목적으로 갈근탕 등에 주원료로 이용한다. 단, 심장질환이 있는 사람은 피하는 것이 좋다.

또한 감기의 발열, 어깨 결림 등에 갈근 10g과 생강 얇게 썬 것 3g을 함께 달여 마시면 더욱 좋다. 갈분에 약 10배의 미지근한 물을 부어 젓가락으로 저어 걸쭉하게 갠 갈탕을 먹으면 감기, 질병 후의 회복기에 효과가 있다. 여기에 벌꿀이나 비타민 분말을 넣으면 더 효과적이다. 특히 뿌리와 꽃을 함께 달이거나 생즙을 내서 마시면 숙취 해소에 효과적이다.

갈분(葛粉)에서 전분 얻는 방법

① 칡뿌리를 물에 씻어 흙을 없앤 다음 적당한 크기로 썰어 방망이로 두드려 부드럽게 으깬다. 그 후 삼베 등의 헝겊자루에 넣고 끈으로 묶는다.
② 큰 그릇에 물을 채우고 그 물 속에 자루를 담그고 힘차게 주물럭거리면 칡가루가 자루 속에서 흘러나온다. 이것을 여러 번 되풀이하면서 칡가루가 자루 속에서 다 흘러나오도록 한다.
③ 흘러나온 칡가루는 그릇 밑바닥에 앙금으로 가라앉는다. 그러면 윗물을 따라버리고 새 물을 부어 휘저으면 갈분이 물에 섞이게 된다.
④ 이런 방법을 반복하는 동안 희고 고운 갈분이 남게 된다. 이것을 햇볕에 말리면 수분이 증발한 다음 좋은 전분을 얻을 수 있다.

약효: 자양강장, 발한, 해열, 진경, 지갈, 지사, 옹종

【 사진으로 만나는 약용식물 】

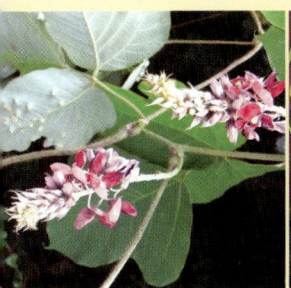
칡 꽃

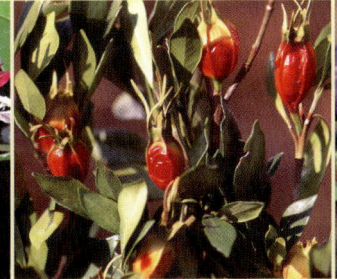
치자나무 열매

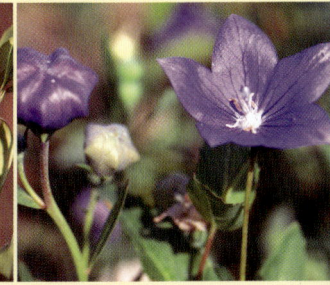
도라지 꽃

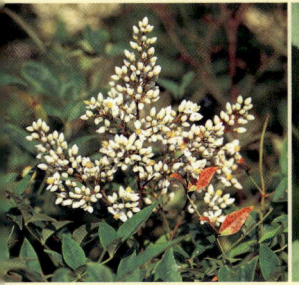
남천 꽃

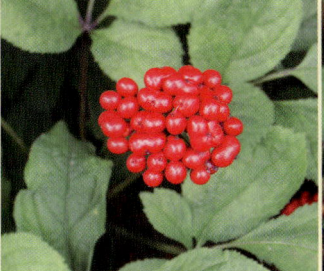
인삼 열매

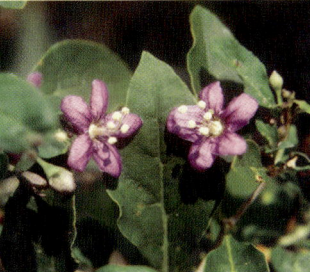
구기자 꽃

【 사진으로 만나는 약용식물 】

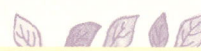

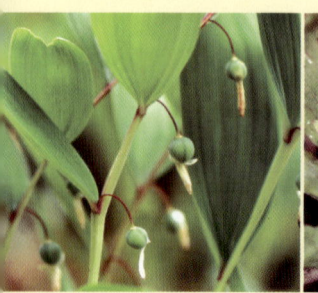
둥굴레 잎과 열매

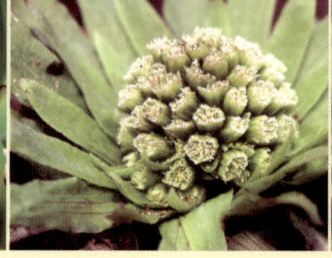
머위 꽃이삭

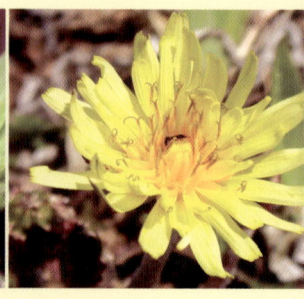
민들레 꽃

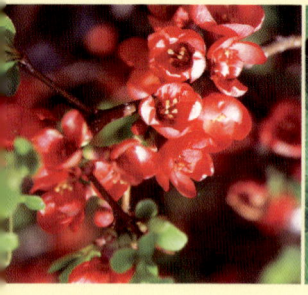
풀명자 꽃

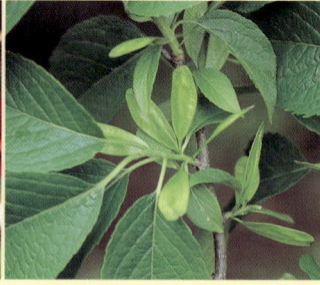
두충 열매

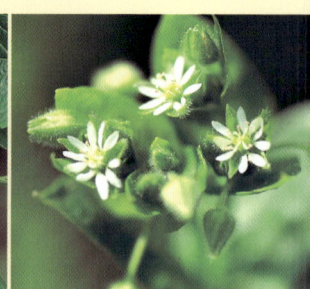
별꽃 꽃